U0057483

AQUARIUS

AQUARIUS

AQUARIUS

AQUARIUS

Vision

一些人物，
一些視野，
一些觀點，
與一個全新的遠景！

在我離去之前

——從醫師到病人，我的十字架

馬偕紀念醫院院長
楊育正◎著
楊惠君◎採訪撰文

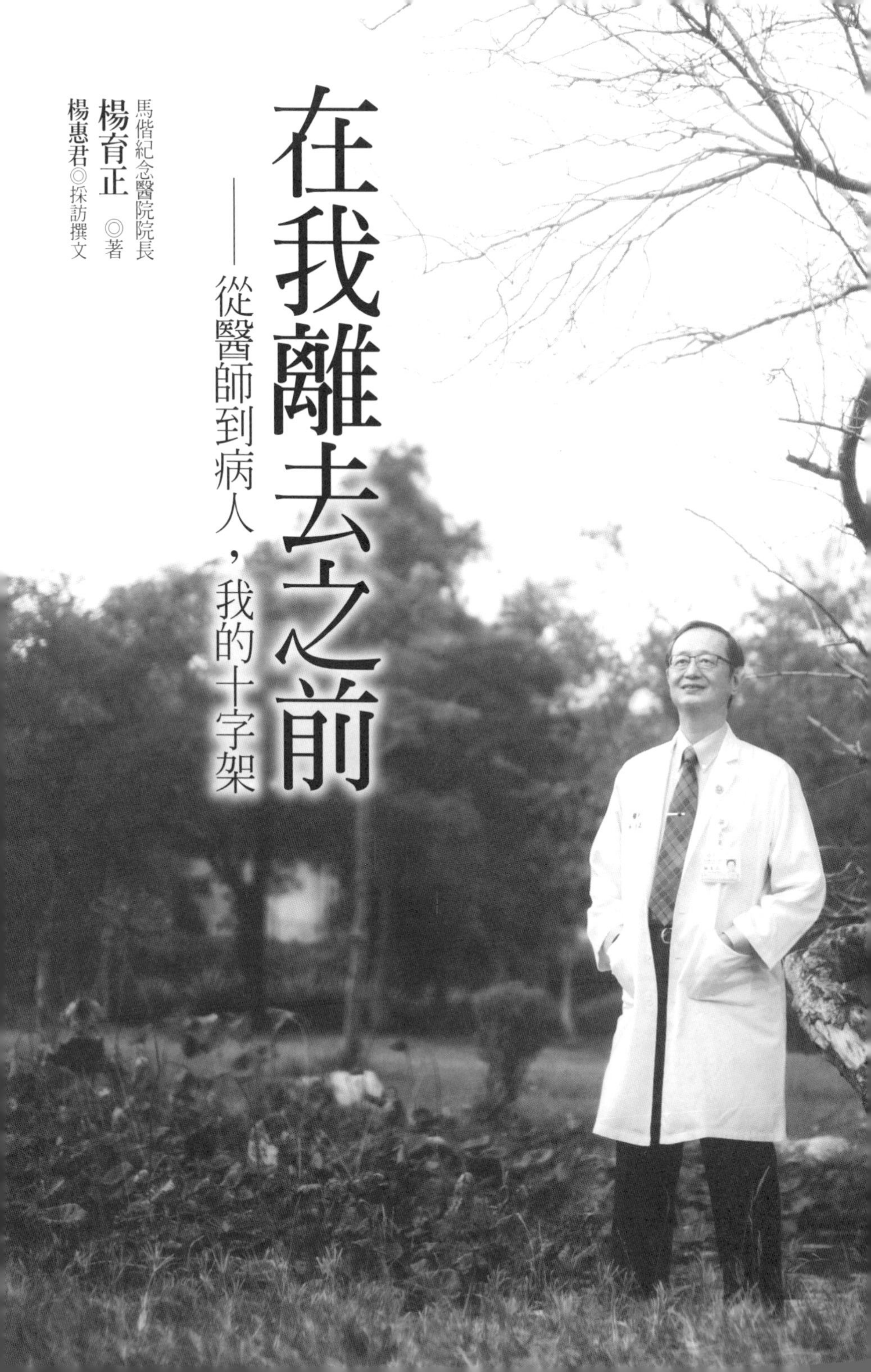

【推薦序】

使命（Mission）

文◎藍中基（馬偕紀念醫院前院長）

※本文作者為馬偕紀念醫院前院長，也是楊育正院長的恩師，在醫者的修練之路上，給予他無數啟發與教導。

人生因使命而更有意義。

認識育正已經三十多年了。自從育正進馬偕婦產科到升為院長，我一直欣賞他是一位專業、敬業、樂業、有使命感的馬偕人。

說到專業，育正一直是位極傑出的婦產科醫師。他往往能在每一個技術時代，研發出自己一套的心法。例如：早期的胎位不正外迴轉術，及後來的改良式的子宮頸癌根除手術。育正在婦產科的優異表現，實源自於他的苟日新、日日新、又日新的專業使命感。

從一位專業的婦產科醫師，轉型成醫院的管理及領導是高難度的過程。婦產科醫師著重於在有限的醫療資源下給病患最佳的服務。然而醫院的管理及領導者，還要兼顧：國家政策、資源回報最大化、醫護人員的權益及士氣、醫病關係、社會責任、研究及實現新醫療技術、永續經營……等等。育正在一九九六至二〇〇八年間領導醫學研究部，成功地把研發的能力和風氣加進馬偕的DNA。更在二〇一二年院長任內，引進達文西機械手臂，積極發展微創手術，如此可以增加手術的安全性並減短住院時間，對病患及醫院皆是雙贏的局面。二〇一四年馬偕紀念醫院的企業永續報告書（Corporate Sustainability Report）成為全國首家獲得第三方認證的醫療團體，這代表馬偕紀念醫院的體質禁得起國際最高規格的檢驗。楊院長實在是位敬業的跨界專才！

婦產科有一個其他科都沒有的特色：婦產科醫師協助新生兒的父母，一起迎接新生兒的降臨。這分喜悅一直都讓婦產科醫師樂此不疲。婦癌醫師可就無此幸運。面對不幸得癌的婦人，婦癌醫師除了要幫病人除癌，還得成為她們的精神支柱。楊院長的病人似乎都能生如夏花之絢爛，死若秋葉之靜美。楊院長早已把他的個人私愛，昇華成支持他樂業的博愛。

落紅不是無情物，化作春泥更護花。馬偕紀念醫院的願景，就是由一代一代有使命感的馬偕人，才能發揚光大。

二〇一四年十月二十八日

【推薦序】

再次同行

文◎楊育民（前羅氏大藥廠全球技術營運總裁）

※本文作者曾任基因科技公司執行副總裁、羅氏大藥廠全球技術營運總裁，目前擔任藥華醫藥獨立董事。而他的另一個重要身分，為楊育正院長一生敬重的大哥。

親愛的二哥：

您的文章真的震撼了我的心，但您要知道您是我們的兄弟姊妹之中最幸福的：您擁有您所需要的，就像您常說的，您有一個爸爸、一個媽媽、一個哥哥、一個弟弟、一個姊姊、一個妹妹、一個太太、一個兒子和一個女兒。更重要的是您能經常陪在父母身邊。您也有機會和勇氣告訴父親您愛他。我這一生很遺憾的一件事就是父親去世前，最後一次我回家看他。我要走了，我聽到爸爸在樓上傷心離別痛哭失聲。我想衝上樓去擁抱他，但我很愚蠢地怕延誤航班，也太矜持於表達我的感情。我匆匆離開。天啊！下一次我見到爸爸時他已經在加護病房……這多年來，我痛恨我自己當時沒有勇氣上樓去擁抱他……所以，我不會再犯同樣的錯誤了。今天我要告訴我所有的兄弟姊妹，我非常愛您們，我真是很幸運能生為你們的妹妹。

愛您的妹妹，美瑞

這是我妹妹美瑞去年寫給我弟弟育正的信。

我們這一輩的人，能夠放下矜持向父母兄弟姊妹說「我愛您」是很不簡單的事。那一年我的祖母走的時候，一向嚴肅的爸爸放聲哭了好幾個月。大概也是遺憾沒有及時說出心中的愛。

楊育正醫師是我的胞弟。他是個溫文儒雅、感性又好學上進、努力工作的詩人醫師。我常常想他肯定是有我父親悲天憫人的遺傳基因。他們兩個都是一輩子付出，付出，再付出；一輩子努力，學習，再更上一層樓。可是他們也像一只蠟燭兩頭燒，加倍照亮了周邊的人，但也加速犧牲了自己。

小時候我和育正一起玩泥巴長大的。我飄泊海外以後，雖然聚少離多，但我們經常書信來往，心有靈犀。所以我相當了解育正的核心價值。育正行事舉止很有文人氣質，誠實正直，擇善固執。另外，育正從小就有使命感。他常說要「立身行道以顯父母」。從這本書中，讀者可以感受到育正不變的核心價值、常懷感激的使命感，和赤子之心的宗教信仰。還有，更重要的是：關懷而有慈悲心。他是真心地關懷他的病人、家人、族人和國人。他是一個永遠盡心盡力的好醫生。而最後當他不幸得了癌症，也證明了他亦是一個難得的好病人。要做為一個好醫生，必須非常努力虛心學習，要徹底了解病理。做為一個好病人，取決於心態，要徹底了解生命。育正在人生旅途中碰到了癌症這個巨大的逆境，也因此讓他突顯了他的風格和風度。

我讀了育正這本書稿，特別欣賞這書裡有輕鬆幽默、妙語如珠的回憶錄，有飄然如畫的散文詩歌，也有精彩專業的傳承醫療經典，更有嚴肅帶心酸的生命思考和思辨，深入心內討論如何無懼死亡。書本裡處處灑播智慧，有勇氣說愛您，瀟灑說再見，微笑揮手將人生往前移。

雖然說每人都得面對生老病死，但能無懼地奏完人生最後這一樂章，無憾地走完人生最後這一哩路，其實真的是不簡單。你要是讀了育正的文章，你會知道我這個弟弟有骨氣、有勇氣、有信仰也有智慧，所以他做得到。不好意思，我請問：您做得到嗎？

有人說：「是悲天憫人而無暇自哀，是了解生命而無怨無悔。」說得太好了。育正的確是無暇自哀，無怨無悔。

寫到這裡，多少感慨啊！為什麼唯有再見才是人生呢？為什麼花發多風雨？為什麼人生足別離？我的親愛的弟弟啊……當你將你的人生往前移的時候，要記得：你我將再次同行。我以你為榮。我們楊家感謝有你。

【自序】

學習枯萎中的真理

「少年聽雨歌樓上，紅燭昏羅帳。壯年聽雨客舟中，江闊雲低，斷雁叫西風。而今聽雨僧廬下，鬢已星星也。悲歡離合總無情，一任階前點滴到天明。」

——蔣捷，〈虞美人〉

耶穌對眾人說，若有人要跟從我，就當捨己，天天背起他的十字架來跟從我。

——〈路加福音〉九章二十三節

好像昨天我還聽雨歌樓上，怎麼轉眼就鬢已星星也?!當年遂了志願，才進了馬偕紀念醫院，恰是龍年，還為了專心工作和學習，請佩親帶著我兒定家回娘家，好讓我能一天值班、一天休息、一天讀書。在馬偕紀念醫院，我親手接生我的女兒凱雯、送走了祖父，又與父親在這裡道別。

那年我不到四十歲，從史丹佛大學醫學中心進修回來，擔任婦產科主任，我請科內同仁一起合作出了一本《臨床婦產科精要》，書的序文中有八個字：「醫師無知，是為無德」，正是我年輕聽雨的豪情，我以為行醫當一輩子求知不懈，無知即無德，我願以此為自己的十字架，背負一生。其後我看到美國外科醫學之父約翰．杭特（John Hunter）說：「當醫生是一輩子的學習，因為人家把生命和健康託付在我們手上。」我也讀到被稱為中國醫神的孫思邈在他的《千金要方》篇中，特別在起頭撰述「大醫精誠」，認為醫道是「至精至微」，習醫之人當「博極醫源，精勤不倦」。

歷經歲月和努力，我在這裡成長。起初我只想當個好醫生，服務病患，隨著醫院形態的改變，我又成了研究的醫生，當了十二年的醫學研究部主任，也當了負責教學研究的副院長，最終擔任院長。然而，我的生命價值起初一直停留在知識的領域中。二〇〇八年在好友詩人陳義芝的鼓勵、協助下，我發表了一篇題為〈我的十字架：一位醫生談臨終、悲傷與生死〉的文章，此後受邀在《聯合報》副刊與江盛醫師合作，寫了一年專欄「江洋波瀾」，開始經驗以文字傳遞生命故事。

有一年春節假期，我寫了一封信給在美國讀書的兒子定家，告訴他，我感受到馬偕醫院的創立者馬偕牧師的熱情，也看到閃耀在馬偕醫院院徽上的十字架，我要年紀與馬偕牧師當年來台宣教時相當的定家，和逐漸邁向馬偕牧師告別世間年紀的我自己，一起思考、體會馬偕牧師的熱情和成就的志業。那年我五十七歲，而我已經在五十二歲那年和佩親在濟南教會受洗，我以為我已經得到了。

然而，就如〈以賽亞書〉五十五章第九節：「天怎樣高過地，照樣，我的道路高過你們的道路；我的意念高過你們的意念。」我在兩年半前的一場重病裡，重新在軟弱、驚慌並謙卑呼求中，經歷完全的學習，我從癌症的醫生變成癌症的病人，正如耶穌基督藉著道成肉身，受釘十字架的救贖之路。然而即使我已走過死蔭的幽谷，心中仍有塊壘，那任由黃鐘毀棄、瓦釜雷鳴的上帝，公義在哪裡？

那天我行經高雄天主堂，牆上貼著講道的海報，圖片是耶穌被釘在十字架上，文字則是祂最後的兩句話——祂說：「我渴。」然而兵丁仍報以醋戲弄祂。祂最後垂下頭以前說：「成了！」我當下湧出熱淚，沒有罪的人都能如此背負你我所有的罪和苦楚，我豈有不能放下的委屈！我少年求知的十字架，經過壯年，已經變成醫療傳道的十字架，然而只在這一刻起，真正變成救贖記號的十字架。

我感謝一路上帶領、教導我的師長，與我攜手同行的醫院伙伴們，尤其感謝我愛和愛我的病患朋友，是你們的生命故事教導我不斷成長的人生，而最後卻是特別的一堂課，讓我從你們的對面走入你們當中，如德國哲學家馬丁．海德格（Martin Heidegger）所說，在面對自己的死亡中呈現最後的學習和成長。

枝葉繽紛，其根唯一，
穿越輕狂歲月，
陽光中我抖落花紅葉綠，
如今，
且讓我枯萎成真理。

——葉慈（William Butler Yeats）

對於生命，我們只擁有過程。生命並非私人事務，透過與他人分享，快樂可以加倍，哀傷可以減半。

這裡記載了我的學習和生命故事，與您分享。

編按

〈我的十字架：一位醫生談臨終、悲傷與生死〉的動人全文，詳見楊育正院長網站（http://blog.mmh.org.tw/Lists/Posts/Post.aspx?ID=28）。

目錄

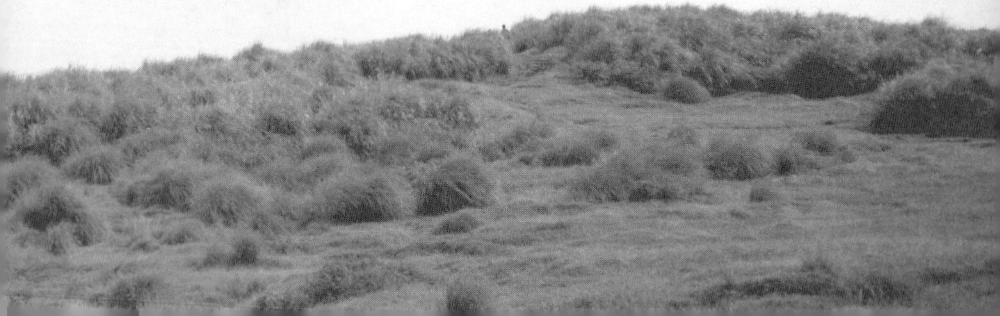

第三幕

典範——黑手阿公和市長爸爸

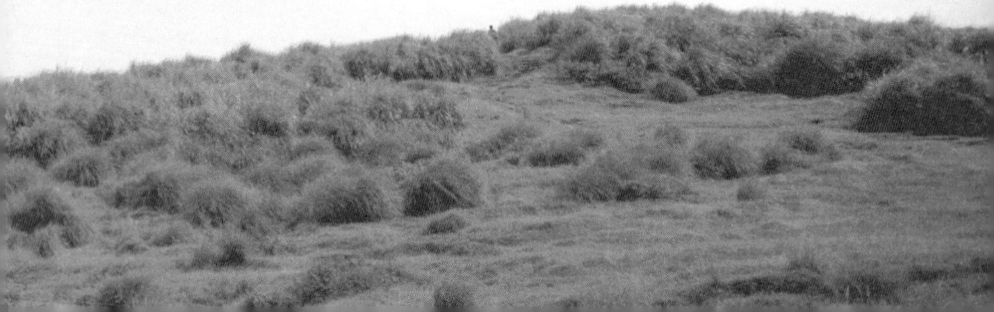

【序幕】

在天堂之前

——我的生命，有沒有可能成為激發別人的一課？

「你要走了嗎？你就這樣要走了嗎？」

我聽見妻子佩親在病床旁失控地哭喊著。

「我要走了嗎？我要被上帝召回去了嗎？」其實我的心底，也在對我信仰的主，吶喊著。但即便這一刻，我這顆經過四十年專業醫學訓練的腦袋，仍然能依著一個醫師該有的冷靜思考，穩定而完好地運作著。

從傍晚突然高燒送到醫院來，此時，我忽冷忽熱，全身劇烈顫抖，血壓急遽下降，開始臉色發青。我可愛的護理同事在我手臂上繫上血壓計的帶子，突然面色驚慌，趕忙跑出病房找總住院醫師進來。

血壓計上，測量不到血壓，這意味著，病人已經休克，可能隨時會死亡。我恍惚中感受到，總醫師進來了，站在我身旁，卻一聲不響，他有點緊張了；再往病床上一瞧，更慌張了，「啊！是院長……」

「把點滴全開。」我記得，全身發抖不止的自己這麼對年輕醫師說。

這是敗血症，我很清楚地知道。可能是因為方便做化學治療施打藥物的人工血管引發感染，讓細菌找到了溫床，這些欺善怕惡的可惡小傢伙，趁著我化療後免疫力下降，大舉入侵、坐大；這個時候，正張狂地誘使身體釋放細胞毒素，把我的血管擴大，造成我的體液相對地大大不足，這就是敗血性休克的第一階段。

我的身體像一輛突然煞車失靈、直往崖邊衝去的車子。快點讓體內輸液增加、讓血管收縮、拉高血壓，是唯一能在墜崖邊緣之前，及時踩住煞車避免毀滅的方法。

滴答！滴答！滴答！滴答！時鐘的指針一分一秒匆匆往前，彷彿對我做最後的審判。

滴答！滴答！滴答！點滴的輸液一點一滴急速送入，像是援救我的精良部隊。

此刻的我，只能靜靜在床上等待結局的揭曉。對於我這一生，做人做事、行醫救人的對錯功過、榮耀與冤屈，已無力抗辯。

天堂彷彿近在眼前。

我想著，已在那上面的父親，一生為國為民，六十七歲因甲狀腺癌轉移去世前悵然地自語：「我還有很多事要做啊……」令我凡事不敢怠惰的父親，是否以我這個兒子為榮。

我想著，我的一雙兒女，在成長的階段我常忙於工作，不能時時陪伴，但總不忘緊抓著短暫的清晨時光，為他們摘錄令我感動的書籍文章，寫下我的心情絮語，他們是否以我這個父親為傲。

還有無數以生命託付的病人與家屬，我的行醫生涯若有什麼值得一提或些微成就，全因著這些人的信任與考驗，讓我飽嘗生命的喜悅，讓我窺探醫學的浩瀚，讓我深感從醫的光榮。而他們是否也因我而感慶幸。

我更想著，半年前才接下這個有特殊使命與任務的馬偕醫院，眼前還有那麼多亟需改造、提升的工作，我對我的職務與我的員工們的責任，就要這樣半途而廢了嗎？

我又聽到佩親哭泣的聲音。

電影《送行者》裡面有句話：「所有的眼淚和吼聲都是人生的故事。」所有動人的故事都常是悲慘的人生。過去，我是如何藉著那些癌症病人的生命，一次一次刺激自己、啟發自己，思考：「生命的意義為何？人的本質為何？出生之前、死亡之後到底如何？」而讓我的靈性能夠成長。如今，我的生命，有沒有可能成為激發別人的一課？

親愛的主，我躺在這裡回顧自己的一生，如此受到眷顧，生命那麼豐盈而飽滿，如果祢就此要把我召回，我此生不會有憾。若祢決定再賦予我使命，我將對生命更回報勤奮熱情。

「妳去旁邊禱告吧！」我對佩親說。

然後，我們一起靜靜地等待。就像過去無數個被我送入手術台或加護病房的病人，以及他們被阻擋在手術室和加護病房大門外的家屬們一樣。

一幕幕成長、經歷的影像開始倒帶，在我腦海裡播放——在抵達天堂之前，讓我先細細回顧、檢視自己的人生……

第一幕

初衷——從接生大王到送行醫師

我們偶爾能治癒疾病，經常可以解除痛苦，但永遠可以給予安慰。

——「西方醫學之父」希波克拉底（Hippocrates）

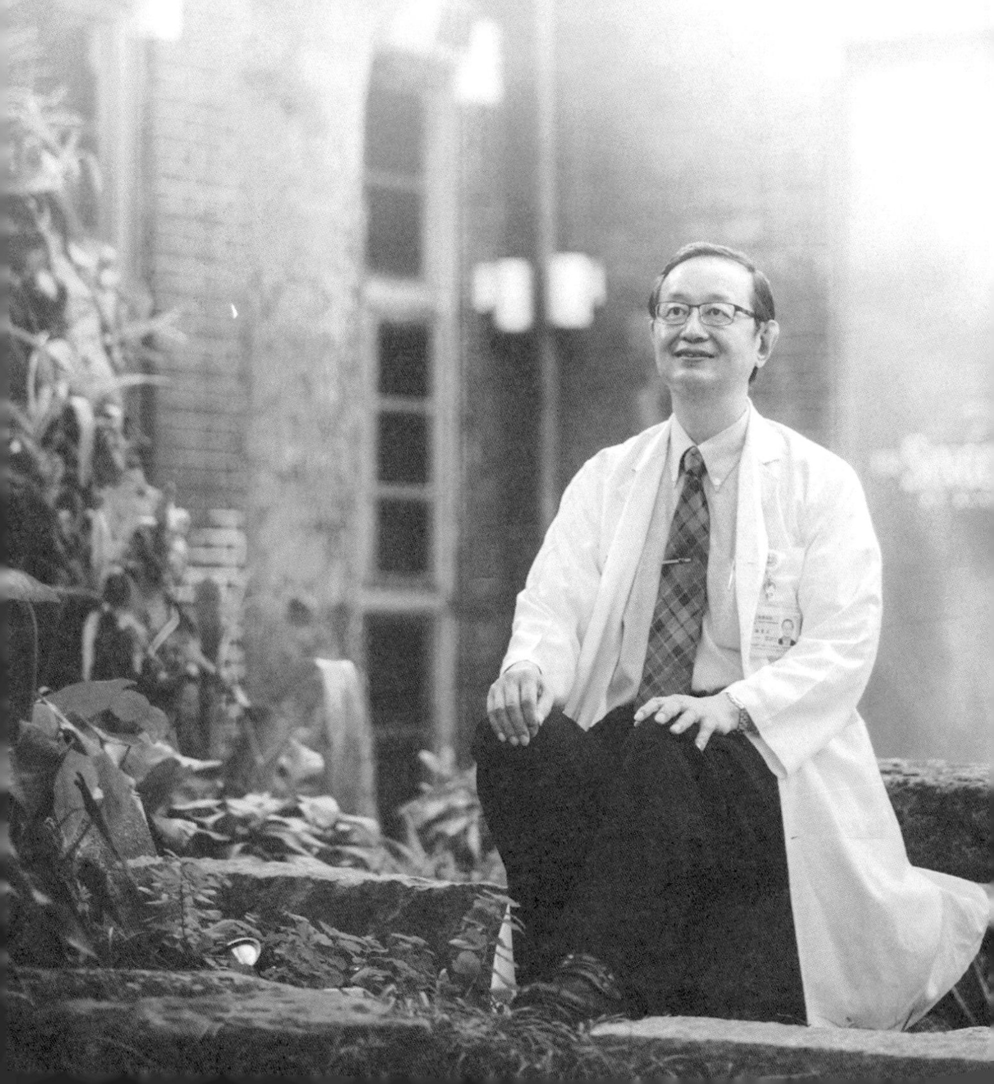

騎鐵馬、穿球鞋的接生歲月

不忘初衷

那時，我一個月最多接生了一百八十六個寶寶。每天有那麼多的生命由我手裡來到世上，是非常美妙的滋味，卻也時時令我忐忑，我經常在檢討過去接生的那段日子，自己是不是真的已經盡力了？

我的學生翁嘉穗醫師曾經跟我說，她幼年時目睹過婦女生產的痛苦，在她小小的心靈裡留下很深的烙印。或許是來自她的父親，身兼醫學、神學雙重洗禮與素養的嘉義基督教醫院前院長翁瑞亨悲天憫人的遺傳基因，嘉穗自小立志當婦產科醫師，就為了能幫助婦女解除痛苦；而她確實是馬偕醫院訓練出來極為優秀的婦產科新秀。

但我這做老師的要很慚愧地坦承，我當醫師是為了代替父親為祖母圓夢，選擇婦產科，也是父親下的指導棋。兩者的初衷皆非濟世救人的高尚情懷，而是源於最務實的環境考量。

早年家境清苦，祖母那輩人想法單純，見著當時環境比較舒適的，就屬醫師家庭，理所當然地期望兒孫輩以後當醫生，既能改善生活，又受人敬重。父親為了改造國家社會的使命沒有從醫，當了一輩子公務人員卻兩袖清風，參加扶輪社時，發現會員之中，日子過得最好的確實就屬醫師，在醫師之中又以婦產科最優渥，所以當我面臨要選科別時，便建議我走婦產科。

內外兼具的婦產科，收攏生與死

其實，我最初感興趣的是心臟外科。我當醫學生時，正好趕上了近代醫學史上驚天動地的一件大事。一九六七年，南非巴納德醫師（Christiaan Barnard）於開普敦格魯特索爾（Groote Schuur）醫院，完成了人類史上第一例成功的心臟移植手術，雖然病人術後只存活十八天，但巴納德醫師這一刀，竟能讓心臟停止即死亡的病人重「心」再活過來，等於改寫了死亡的底線，對於初入醫療領域、滿懷壯志雄心的我來說，實在太迷人了！

我記得，那陣子我每天緊盯著相關的新聞報導，在我自己的學習歷程筆記本上，翔實記錄了手術的細節，一頁一頁畫上密密麻麻的移植過程手術圖。

除了父親的期許，我就讀的台北醫學院（現改制為台北醫學大學）當時也以臨床服務為目標。創辦人徐千田教授便是為國內婦產科開創新局的先驅，不僅一手將婦產科由外科系「接生」出來，拉拔成獨立領域，更是早年台灣子宮頸癌手術的「一代宗師」、台灣婦產科發展的殿堂級大老，是所有北醫學生所景仰、追隨的典範。我之所以輕易被父親說服，其實也是心裡早已對徐教授開闢的路徑心生嚮往。

雖然我沒有步入心臟外科的領域，而是進入了專門服務女性的婦產科，不過三十多年來，我發現父親竟意外地為我開啟了一扇更貼近我天賦才能的窗。我的性格裡有細膩也有豪情，既沉醉於內科的精緻、微妙，也喜好外科的魄力和果決，婦產科便是這樣一個「內外兼具」的領域，完全滿足我的需求與志趣。

舊日醫界流傳著一個笑話：內科是「Know everything, do nothing」（一切都知道，但往往什麼也做不了）；外科是「Know nothing, do everything」（還不知是怎麼回事，先開了再說！）。內科醫師觀察、鑽研人體許多細微的變化，但可以立即藥到病除的疾病卻很少；外科醫師直接剖開人體，看到病灶就切除，有一種「I came! I saw! I conquered!」（我來！我看！我征服！）的滿足和爽感。

婦產科醫師既需要有外科的嚴格訓練，從剖腹產、肌瘤、癌症等等，都需要精密的手術技巧；也需要內科的細心對待，包括女性內分泌、荷爾蒙的掌握及調控。婦產科的範疇不致大到無邊無際，令人難以全盤了解和掌控，卻完整地收攏了生與死的兩端，參與生命初始到最終收闔。身為婦產科醫師，無論在醫療專業或人生哲學，都幫助我有飽滿的學習和成長。

當年婦產科雖然因為有開業的優勢條件，收入確實頗豐，但祖母和父親可能沒有料到，這個錢賺得並不輕鬆。特別在我婦產科第一段以接生為主的生涯，正是台灣高生育的時代，那時每年有超過四十萬名新生兒，是現在的兩倍還有餘。

至今我還很清楚地記得，我剛進馬偕醫院婦產科擔任住院醫師那年，曾創下多麼「輝煌」的紀錄，又是多麼「爆肝」的歲月。

另類的「一夜七次郎」

早年台灣的醫界戲稱婦產科是「會陰婦產科」，慣例向來是等嬰兒的頭已擠在會陰處快要出產道了，主治醫師才會進來，之前的過程皆由住院醫師與護理人員打理照顧。

一九七六年逢國人生子首選的龍年，全國新生兒出生數破四十五萬名，是近五十年來的最高峰。那年是我第一年擔任住院醫師，又正好在「光輝的十月」輪值產房，單單這個月裡，全科接生了三百一十九個寶寶，破了馬偕歷來最多的紀錄。我每天一早六點半就先查完病房，然後便進產房，開始沒完沒了地「接客」——我的新生兒嬌客。

到我升任主治醫師時，一開始也多做產科，我想自己應該可以說是當時在大醫院接生最多的醫師，一個月最多接生了一百八十六個寶寶。一九八八年我擔任婦產科主任，那一年我三十九歲，我們全科最多一個月可以接生八百多個新生兒，而現在最多也只不過三、四百個。

現代人生得少，多數產婦都是第一胎，待產時程很長。當年可不同，在高生育率的年代，來生產的常是已生育多胎的經產婦，產科醫師常要在廁所上演「搶救胎兒大作戰」！

當時很多產婦一到醫院就急著說：「醫生，我要上廁所，我想上大號！」我們一聽到這句話就很緊張地告訴她：「忍一忍，不要去！」分不出便意與產程的產婦常會急著說：「我要去，拜託，讓我去一下！」「不要去！」「讓我去！」……簡直像在上演刀下留人的《鍘包勉》。往往在千鈞一髮的最後關頭，嬰兒的頭都冒了出來，我們緊急把產婦推入產房，將險要掉落馬桶邊緣的寶寶救回來。

早年醫院非二十四小時開門，晚上只有急診大門開放，甚至曾經有產婦夜裡來生產，竟不知道要從急診進來，傻傻地在大門口一直敲門，敲到直接在門口就把孩子生下來了。

在我青春鼎盛的歲月，常常每個月都接生超過一百個寶寶。記憶裡，「生意」最忙的一個夜晚，我接生了十一個寶寶，下班後回家吃飯、再跑回醫院，來來回回一共跑了七次、生下了十一個，也算另類的「一夜七次郎」吧！在現在這個低生育率的年代，年輕後輩想是不可能追趕上來的。

我是不是還不夠努力？

那個時候，我常常一天連續睡眠時間不到三個小時。我穿著球鞋、哼著歌，有時跑步、有時騎腳踏車到醫院。每天有那麼多的生命由我手裡來到世上，是非常美妙的滋味，卻也時時令我忐忑。

特別是擔任住院醫師時期。當時，婦產科每年只有三個住院醫師，平均每三天輪班一次，我的生活是一天值班、一天休息、一天研讀，每天照顧別人的妻小，無暇顧及自己的妻兒。那時我家老大已經出生，我還請妻子帶著兒子回娘家，自己全心全意地專注於工作。當與我同年紀的同學們正享受天倫

二十多歲時，妻子佩親送我的生日卡。我在卡片裡寫上：「不為良醫，寧不為醫。」

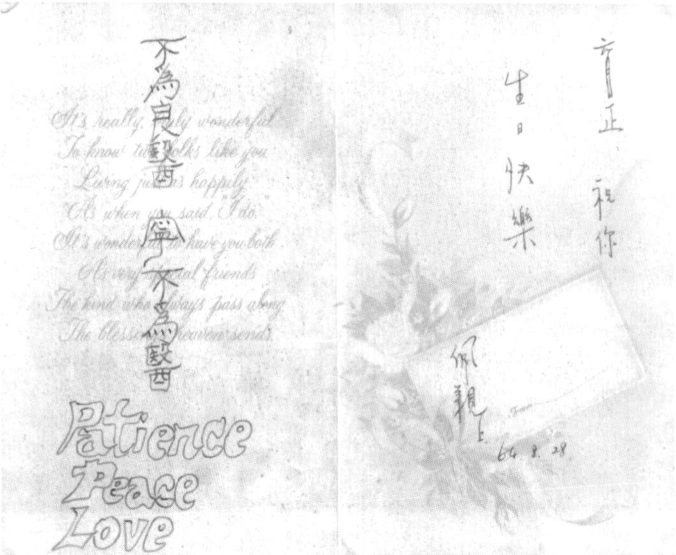

之樂，甚至夜夜春宵的時刻，我卻夜夜窩在產房，和妻兒分隔兩地。

我原以為自己已戰戰兢兢，盡心盡力，但我的老師——馬偕醫院前院長藍中基醫師跟我說，他年輕時曾在接生的時候昏倒過三次，為什麼我卻從來沒昏倒過，讓我常捫心自問：「是不是還不夠努力？」

我太太知道後氣得罵我：「你是想要自己也昏倒嗎？」可是當時的我是極為認真地在思考：究竟是我的身體比藍院長好？還是我的努力比藍院長少？

我經常在檢討過去接生的那段日子，自己是不是真的已經盡力了？早年在門診裡若遇有狀況較複雜的患者，擔心短短診療時間說不清楚，我常常直接把家裡的電話留給病人，請他們有什麼問題隨時打給我。最多的時候，曾一個晚上接聽二十多個病人的電話，我連一碗飯都沒辦法好好吃完。

是的，我自認，在醫療工作上，我盡力了！雖然我沒有在產房裡昏倒過。

獨步武林三大接生絕招

不忘初衷

與病人的聯繫，是我十分珍惜的福分。我的辦公室裡貼滿了來自全球各地、過去照護過的產婦和病人的明信片、卡片，或是當初接生孩子長大的照片，比起所得，這才是我當醫師最豐厚的「收入」。

回頭看看自己近四十年的行醫生涯，我深感自己是一個幸福的醫師。

做為一名婦產科醫師，我走過了台灣生育力最勃發的歲月，也經過婦產科技巧扎實訓練的時光，成長為一名十八般武藝精實，並且醫病關係緊密的醫師，這兩者絕對是相輔相成。而那「兩全其美」的美好時代，如今已難尋。

現在醫師有更多的醫療「武器」，讓高危險妊娠或狀況複雜的產婦，產前診斷更為精密，剖腹產的技術也更為精良，降低了自然生產的風險。然而在我的年代，許多的診斷和處置得徒手進行，那是極費體力又具挑戰的功夫，卻逼迫醫師必須提高專注度和細膩度，也許因而讓醫師與產婦的距離更貼近了。

讓我至今仍十分驕傲的是，在老師和前輩們無私傳授及自己的揣摩、體會下，鍛鍊出的產鉗助產、胎位不正外迴轉術和雙胞胎自然產技法的「產科三大絕技」。如今，這些幾乎要失傳了。

產鉗助產，需要高段技巧

大家都知道胎兒必須「頭下腳上」才是正確的胎位，但更精準地說，要讓生產順利，除了講究胎位，還要校正「胎勢」，即胎兒不僅要頭朝下，還得面向下、頭和產道口呈垂直，如此胎兒才會以最短的頭徑通過產道最狹窄的地方。而無論是頭上腳下的胎位不正或胎勢不正，當年都常需要用產鉗協助分娩。

產鉗可以協助加強產婦分娩的力量，幫助她們出力、把胎兒拉出來。如果胎勢是頭朝側面、呈橫式，寶寶的頭很容易卡在產道中，產婦就可能生不出來，產鉗可以幫忙校正胎勢，把頭轉正、臉朝下，讓分娩較容易。

對於頭上腳下的胎位不正，可以使用一種鉗徑長而向前彎的Piper產鉗，進入產道內，包夾住寶寶的頭部，由頭頂內方推拉的方式，把胎兒推出來。這種接生技術，可以說是馬偕醫院數十年獨步武林的功夫，不只因為早年馬偕產科接生最多、練功機會多，更因為馬偕有一位功力最強的藍中基前院長的大力推展、傳授。

工具愈簡單，需要的技巧反而愈高段。使用產鉗，需要有精準的內診技術、產鉗置放的技巧及牽引旋轉的力道。當年，我們是由老師悉心教導，學習如何經由觸感辨認嬰兒的前、後囟門——稜形的是前囟門，三角形的是後囟門——才能正確判斷胎兒的胎位和胎勢，再使用產鉗轉正，夾出胎兒來。

外迴轉術，徒手轉正胎位

後來在因緣際會下，我還學會了隔著肚皮旋轉胎位的「外迴轉術」絕活，成為我產科生涯值得銘記的一筆。

第一個機緣是一九八〇年，我升任主治醫師的第一年，我的老師吳震春醫師奉派到彰化基督教醫院接任院長。馬偕與彰基同屬長老教會，為兄弟醫院，院方派我前去支援。

彰基創院院長是人稱「大蘭醫師」的蘭大衛，他與妻子連瑪玉在一百多年前，將西方醫學帶入中台灣。曾經，為了救治一名皮膚潰爛的貧農孩子，連瑪玉女士捐出自己的一塊皮膚，由丈夫大蘭醫師操刀，為病人進行異體皮膚移植，寫下動人的「切膚之愛」

醫療詩篇。他們的兒子「小蘭醫師」蘭大弼與媳婦高仁愛醫師繼承了父母的志業，繼續守護彰基，「蘭氏家族」是彰基人永遠的大家長。

身為婦產科醫師的高仁愛女士，將外迴轉術的產科古典技法傳到了彰基。我在彰基支援三個月，接觸到高醫師的手寫病歷，上面總是仔仔細細記錄著病患和病情相關的生活細節，再經由彰基當時的同僚楊漢銘醫師對胎位不正產婦施作外迴轉術手技的鑽研及精益求精，我如獲至寶再與典籍對照。

數年後，我又有機會到南加大洛杉磯醫院（LAC/USC）醫療中心，接觸專門開設外迴轉門診的傑佛瑞．費蘭（Jeffrey Phelan）醫師，二度受到指導。日後，我也安排了費蘭醫師到馬偕做示範教學。

外迴轉術如同產科的「氣功」。首先要選時機，懷孕未超過二十八週的產婦，百分之二十會胎位不正，仍有機會自然轉正；足月的胎兒，又沒有空間迴轉。最佳時間是三十四週大。可以先讓產婦服用鈣離子阻斷劑，讓子宮放鬆；摸清胎兒的頭和臀部的位置，再將臀部推出骨盆腔，然後雙手如打太極拳，一上一下，同向迴轉，將胎兒的頭慢慢「撥」到正確的位置。

每做一次要「發功」二十多分鐘，而且是持續性地用力，所以一天只能做一名個案，每每做完我便雙手顫抖，當天無法施作細密的手術，而這項工作完全是附加的免費服務，只為了減少不必要的剖腹產。曾有同業開我玩笑，要我乾脆替他們把寶寶都轉成胎位不正，讓他們去開剖腹產。

雙胞胎自然產也有心得

如今遇上雙胞胎，為了安全起見，醫師大半都排定剖腹產。我在雙胞胎的自然產也頗有心得，我發現只要先判斷兩個胎兒的大小，只要較大的那個胎兒先產下，把產道「開通」，較小的胎兒無論胎位正不正，都能自然生產。

謝謝您的承擔與包容

令我萬分惆悵的是，這三項技能已在江湖消失了。但我必須說句公道話，這並不是年輕醫師學不會或不願意做，更大的關鍵在社會風氣不變，現在的人們不願接納生產本身即是有風險的，把所有不圓滿的結果都歸咎於是接生醫師的責任。「有功無賞，打破要賠」，導致醫師採取自我保護的醫療策略，不願再做額外的服務。

曾有一名我的後輩醫師，替胎位不正的產婦做外迴轉術，結果寶寶出生後頭部出現鈣化點，這多數原因是因先天病毒感染引起，家長卻認為是外迴轉造成。這個醫師從此不再施作此術。

所以我必須格外感恩，在我的接生生涯，當然也有發生過遺憾，但多數病人都存著感謝的心，包容醫師不是神、不可能百分之百地功德圓滿，對於不好的結果，願意和醫師一起承擔、包容。這讓我更加倍努力要盡最大的力量，把每個病人照顧好，回饋如此善意的體貼與美意。

兒女滿天下，是我最珍惜的福分

我與很多病人都保有長期的聯繫，這是我十分珍惜的福分。我的辦公室裡貼滿了來自全球各地、過去照護過的產婦和病人的明信片、卡片，或是當初接生孩子長大的照片，每一張我都小心翼翼地保存，比起所得，這才是我當醫師最豐厚的「收入」。

有一次，一名婦人一手抱著一名嬰兒，另一手牽著四、五歲的女童，到我的門診和我打招呼，並一邊對女童說：「姊姊，妳和弟弟就是這個醫生伯伯生的哦！」只見女童天真地問：「媽媽，那我要叫他『爸爸』嗎？」診間瞬間爆出笑聲，這是令人感覺溫馨的時刻。

那時，我經常走在路上，就有人跑來告訴我：「楊大夫，這孩子是你生的哦！」讓我覺得很溫馨。還有一回，我們全家赴美旅行，在新墨西哥卡爾斯貝洞窟國家公園（Carlsbad Caverns National Park）門口，距離台灣十萬八千里之遠處，竟傳來熟悉且親切的台式中文，有位牽著孩子的婦人半跑半喘地說：「楊大夫，你還記得我嗎？我的孩子是你接生的耶！」

婦女的生育年齡有極限，其實產科醫師的接生生涯也有年限，無可避免地，我也走到了這一天。我最後接生的個案是醫院開刀房的護理長。一天，她跑來找我說：「楊大夫，我第一胎是你接生的，第二胎也拜託你了。」我原本婉拒：「我早就不接生了，體力不行了。」但是禁不起她一再拜託，也就重操舊業。

那時，我太太為了獎勵我勤奮工作，加上體能走下坡，恩准我買了部賓士的新車。那天半夜一點多，產房通知我：「楊大夫，郭護理長要生了！」我打起精神開著新車去醫院，出發時，仍恍神讓左邊車門磨到牆壁；所幸接生順利。只不過，回家的路上更累，只記得提醒自己車子要靠右邊一點，結果右邊的門也磨到了。第二天上班，一輛嶄新的車子，左、右兩邊都擦傷了，而這兩道擦痕，是我接生的終點線。

從那天開始，我下定決心，為了自己、為了家庭、為了安全，不能再接生。儘管曾被封為「接生大王」，也得面對歲月的催逼；再輝煌的紀錄，終將變成回憶。

往後，我便全心放在婦癌病人的照顧。

三八六號產婦的震撼

不忘初衷

當時的我那樣年輕而深受震懾，完全無法給予產婦和可憐的寶寶任何幫忙，強烈的無力與自責感，幾乎令人癱軟。身為生命「第一手」引渡者的婦產科醫師，我深刻體驗到，生命並非如此理所當然。

我馬偕的學弟張俊英醫師是個感性又好哲學思辨的人。有回他喟嘆：「上帝創造所有宇宙萬物都是那麼恰到好處、極盡完美，為什麼獨獨婦女生育這件事，要經過這樣艱辛而痛苦的程序？」

一位專門照護婦女的男性醫師，雖然永遠無法真正「親身體驗」生產的煎熬，然而，對於為母則強的堅毅精神，既感佩也心疼。張醫師的疑問，也曾在我的心裡翻騰。

但我在婦產科愈投入，愈能領悟，造物主創造生命的道理，超乎凡人的智慧，生命經由這樣千辛萬苦的程序來到世界，或許正是啟發眾人：對待生命該何等敬畏，而一位母親又該是何等被尊重。

身為生命「第一手」引渡者的婦產科醫師，更能深刻體驗，生命並非如此理所當然。在我近四十年的婦產科生涯裡，迎生無數、送往難計，喜悅無限、悲傷有時，但最讓我震撼的一次，要倒帶回一九八〇年，我親眼目睹的一次最慘烈的破壞性生產。

肩難產令人心碎

那是我擔任總住院醫師（Chief Resident，簡稱CR）的一年。在當時，如果產婦沒有特別指定哪位主治醫師，就由總醫師負責，並向科主任報告。那個年代產檢還不普及，我們常會接到完全不曾到醫院就診、檢查過，而直接跑來生產的個案。

有一天我值班，夜裡就碰上一個這樣的產婦，只知婦人已是第二次生產，頭胎順產、寶寶健康，因此在準備處理時，我們心裡還一派輕鬆。

一般而言，產婦生產會經過三個產程：第一產程是指規則陣痛到子宮頸全開；第二產程是指子宮頸全開到胎兒娩出；第三產程是從胎兒娩出到胎盤娩出。這名婦人的第一產程十分順利，沒想到進入第二產程時，出現了所有婦產科醫師最害怕的噩夢——肩難產！

胎兒的頭已拉出體外，但肩膀卡在產道，出不來。研判是胎兒過大，無法通過產道。此時已沒有機會再進行剖腹產，當時還是小醫師的我，盡全力想把胎兒娩出，並按照教科書上的幾個標準步驟一一執行，同時向主任報告面臨了一個複雜而困難的個案。

時間一點一滴過去，胎兒就是出不來。最糟糕的結果發生了，在主任到達前，胎兒已失去心跳，若不取出，連母親的生命都會不保。於是，主任抵達產房後，使用了產科最慘烈的手段——破壞性生產，把死胎的身體切割後，由母體取出。這個過程中，生產的婦人意識清晰、意志堅忍，一面忍著身體的劇痛，一面忍著以如此悲慘方式失去自己寶寶的心痛。

三十多年過去，至今想起我仍有種窒息的感受，當時的我那樣年輕而深受震懾，完全無法給予產婦和那個可憐的寶寶任何幫忙，強烈的無力與自責感，幾乎令人癱軟。

那個場景，不是教科書上記載的十八世紀生產才有的恐怖狀況嗎？怎麼會兩百年後又再重現？

我想到婦產科發展史中，威廉．史麥利（William Smellie）醫師的「三八六號產婦」。

有英國「助產士之父」之稱的威廉．史麥利，於一七四五年取得醫科學位後，在巴黎、英國行醫，將產科獨立出來，並發明了不同功能的產鉗以及開顱剪刀。史麥利醫師一生留有許多個案病歷記載，是婦產科醫師必讀的文獻。而他的病歷三八六號，正與我們所面對的肩難產如出一轍。

永遠不要忽略胎兒的體重

三八六號產婦是一個胎位不正的產婦。這名可憐的產婦，胎兒因為橫位生不出來，臂膀被助產士拉到陰道口外，經過了二十四小時還生不出來，最終胎兒死亡。此時，助產士才請到史麥利醫師前來處理，他只有把胎兒腫脹的手臂切除，然後施行內迴轉術把胎兒的腳拉下來；拉扯中，胎兒的腳斷掉，另一隻腿也被扯下來，最後的分娩以破胎鉤的方式完成。而產婦從頭到尾都勇敢地挺住。

那時光是破胎術的生產圖片中，描繪如何把胎兒的頭、身體全部切割以後，碎碎地拿下來，即已讓還是醫學生的我們深覺不可思議，我完全沒想到，自己有一天竟然會親身經歷！

永遠要把血淋淋的經驗，化為強化專業的養分，這是一名醫師成就、進步需要有的冷靜與理性。儘管我們也是血肉之軀，也有軟弱與人性，但轉過身，就要打起精神分析與探討悲劇發生的原因。

我們估算，那名肩難產的胎兒，體重重達四千九百公克，懷了這般巨嬰，推斷產婦應是妊娠糖尿病，但當時因未有產檢，無法及時掌握產婦及胎兒的狀況，才釀此悲劇。

之後我們給年輕醫師接生的第一原則即是：永遠不可在沒有審慎評估胎兒體重前，

貿然接生！

現在我們對妊娠糖尿病了解更多、超音波更精良，有更好的事先檢測、緊急接生的攻略，包括：一定要確實產檢，要做好孕婦飲食起居的指導，並監控胎兒體重的變化，對孕婦做妊娠糖尿病的檢測。

讓醫療能一直往前推進的代價和珍貴的教材，永遠是那些在黑暗年代犧牲的病人及消逝的生命。從震撼教育中成長，讓醫師能一點一滴減少悲劇的發生。在往後的接生生涯中，我再也沒有遇到「三八六號產婦」。

肩難產

所謂肩難產，就是在胎兒生產時，頭部已娩出在產道外，肩膀卻卡在產道內出不來，此時胎兒進退兩難，是須立即解除的危機。平均每一百個陰道分娩，就可能會出現一例，卻沒有很有效的預測方法或預防之道。

超音波估算胎兒體重大約有百分之十五的誤差值。若不幸真的在接生時才發生肩難產狀況，如今也已經有了很清楚的應變方法，包括：

1. 以屈大腿法，讓產婦雙腿極度屈曲貼近胸腹部，稱為「屈大腿助產法」（McRobert's maneuver）。減小骨盆傾斜度，讓腰骶部前凸變直，以讓嵌頓在恥骨聯合上方（即兩塊恥骨之間的連接處）的胎兒前肩鬆脫，再以適當力量向下牽引胎頭，解除卡在恥骨的胎兒前肩。
2. 使用旋肩法，伸手進入產道緊貼胎兒後肩，將後肩向側上旋轉；助手在恥骨上壓迫，協助將胎頭同向旋轉，把胎兒肩旋轉至前肩位置時娩出。
3. 將胎兒再推回腹內，緊急做剖腹產。

對不起，我沒能做到最好……

不忘初衷

我永遠不會忘記，我的第一宗醫療糾紛給我的教訓；我也從不隱飾自己發生過的「不良紀錄」，甚至常在教學或演講時提出來討論、分享，提醒後生不要重蹈前輩錯誤的足印，留下無法釋懷的遺憾。

「醫師無知，是為無德」是我行醫的哲學。

一般的行業，若欠缺知識，頂多是賺不到錢；做得不夠好，也只是個人的成敗毀譽。然而，若是醫生知識不足，影響所及是病人的健康、甚至是一條生命，求知不足，即為德不卒。

我不敢稱自己醫術頂尖，但在認真和努力這方面，我無愧病人的託付。從擔任住院醫師的時代開始，每天七點半醫院晨會，我一定提早一小時就把病房查完；每天也維持閱讀文獻、論文的習慣。

但生命浩瀚無窮，儘管科學與時俱進，醫師能探知的部分可能還是非常渺小，我們即使有一百分的努力，也永遠都做不到一百分。在我的白袍上也曾沾有黑點，留下讓我無法釋懷的遺憾。

第一宗醫療糾紛帶給我的教訓

我永遠不會忘記，我的第一宗醫療糾紛給我的教訓。

那是發生在一九八八年，一個平常和我很能談得上話的老員工、嬰兒室助理護理員「老阿杜」，好心介紹他的姪女給我做產檢，我在資訊不充分的當下做出了不正確的判斷，「老阿杜」的姪女產下了海洋性貧血的重症兒。

當年海洋性貧血才剛納入產前檢查。產檢時，我已警覺這名孕婦驗血數據不正常，紅血球容積小、血色素又稍低，於是進一步做海洋性貧血檢測，果真檢出乙型海洋性貧血帶因。

當時，「老阿杜」的姪女已懷孕二十週，超過早期人工流產的安全時間，又是第二胎；頭一胎在沒有特別注意下，順順利利生下了健康寶寶。而我當下錯誤的資訊是，乙型海洋性貧血，要夫妻雙方的基因變異發生的位點相同，才會產下重症兒。因此我建議她危險不大，不值得在此週數考量包括妊娠中止的後續處理。

不料，孩子出生後，家屬帶著去台大醫院做檢測，證實孩子是海洋性貧血重症兒，我十分震驚，也深受打擊。雖然當時馬偕醫院還沒有發展出分子生物的技檢可以進一步做基因檢測，但台大醫院已經有此技術。

我事後檢討，應該要將孕婦轉至可以做基因檢測的專家。我向家屬坦承，自己做出了錯誤的判斷。家屬在診間錄下我「道歉」的話並提告，之後，檢察官以「孩子的疾病並非醫師所造成」之由，做出刑事不起訴處分，我則誠懇地和家屬達成和解。

調處過程中，病家提出三百萬元賠償的要求。「你願不願意自己先賠償一半？」「我願意！」當院方詢問我的意願，我立即同意，創下當時馬偕醫院給予病人賠償的最高金額。

這不僅是對於自己不夠縝密的「懲罰」，也是出於對病家要終身照顧這個生病孩子的同理。直到現在，我仍常在網路上搜尋這個孩子母親的消息，想了解他們現在還好嗎……

所有打擊，都是檢視自我的最佳時刻

當然，許多不圓滿的醫療結果，並不是醫師真的沒有做好。即便過程中與病人同一陣線對抗疾病，同等地盡心盡力，然而，有的病家能夠感動，不會苛責；有些病家則會立即站到對立面，提出質疑。

我的經驗發現，過去許多醫療糾紛案當中，提出控告的家屬，常常是並沒有親自照顧病人的那個人，不知是否出於自責或愧疚，藉由控告醫師「討公道」的方式，希望有所彌補。

我自己印象深刻的便是一名子宮頸癌2A期的婦人，她是我花蓮的同鄉。當時在我的故鄉花蓮，很多人都知道有一個「馬偕婦產科的楊醫師」是花蓮人，大家熱心走告，因此我的門診裡，有很多遠自花蓮來的病人。

見到來自故里的同鄉，總讓我感到特別親切，也覺得深受家鄉人的信任，更是不敢稍有輕忽。雖然子宮頸癌第二期的平均五年存活率高達七成，算是治療效果不錯的癌症，但終究不是百分之百，醫師和病人都不希望遇到另外的「百分之三十」，卻還是沒辦法全數躲過。

不幸地，這名同鄉的婦人正是那少數個案，很早就出現復發。一般初期復發的個案，都會以腰痠背痛來呈現，多半正是轉移到骨頭和肺部的表現；婦人卻一直在看骨科，延誤了許久才來看，不幸，確診果真是癌症復發並且已轉移。

不久，家屬提出控告。提告的是婦人的女兒，在婦人手術、門診追蹤時，她從未在醫院現身。我忍不住問：「妳難道不清楚，我對妳母親的照護多麼盡心盡力嗎？」這名女兒回答：「我聽我母親說了，但我要弄清楚，你是不是真的沒有錯？」

這件事發生的前幾天，突然有名檢察官無預警地來到醫院查封病歷，當時我十分震撼，心裡更不免起疑，檢察官是否已有了仇醫的「心證」。後來在審訊時，因治療上沒有瑕疵，原告律師轉而指控：「醫師恐有竄改病歷。」檢察官當場駁斥：「病歷我第一時間即查封，沒有異議。」當然此案最後不起訴，我也才理解，原來檢察官看似不友善的行為，實際上卻是幫了我一個大忙。

所有打擊，都是考驗的時刻，更是檢視自己做法及初衷的最佳時刻。

我也從不隱飾自己曾發生過的「不良紀錄」，甚至常在對醫學生教學或演講時，提出來討論、分享，提醒後生晚輩不要重蹈前輩錯誤的足印。更是以自身的經驗，強調病歷翔實記載的重要性，「沒有記載在病歷上的事情，法律就視為不存在」，這是對病人負責，也是保護醫師自己。

讓後輩站在我們的肩頭上前進

《聖經》裡有個撒種的故事：耶穌對門徒說，撒種的人把種子撒出去，有些種子落在路邊，飛鳥來把它們吃掉了；有些落在岩石地上，但那裡泥土不足、土不深，雖然發芽了，當太陽升起被曝曬，就枯萎了，因為沒有根；有些落進荊棘叢裡，荊棘長起來，就把它們擠住了；但落在好土壤上的，就不斷地結出果實來。

醫療工作也像是撒種的人，前人把經驗不斷不斷地撒出去，只要能落在一片肥沃的土壤上，便開花、結果，長成大樹。讓年輕一輩停在我們的樹頭上棲息，站在我們的肩頭上眺望或前行，如此，過程中即便是錯誤的摸索、試探、跌倒或失敗，都將化成一畝一畝可以種出美麗花朵的肥沃土壤。

海洋性貧血

海洋性貧血是台灣地區常見的遺傳疾病之一，大約每百分之五到八即有一名帶因者。主要分為甲型（α型）和乙型（β型），甲型海洋性貧血以基因缺損為主，而乙型則以基因點突變為主。台灣地區甲型比乙型多。

重度乙型海洋性貧血患者，在沒有骨髓和臍帶血移植的年代，必須終身輸血和施打排鐵劑治療。台灣一九九四年全面納入產檢項目後，已少有重症病兒誕生。

真的不能替她墮胎嗎？

不忘初衷

從第一線的醫師到管理階層，我一直在學習及思考，對於「不完美」的事，怎樣才是比較「完美」的處理方式？身為醫師，我們還有許多可以做的努力，給每一個生命，一分更公平存活下去的力量。

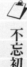

把布幕蓋上，不代表現場就已清理完畢。把做錯事的人推出門外，不代表不好的事就不會再發生。從第一線的醫師，到後端的醫院管理階層，我一直在學習及思考，對於「不完美」的事情，怎樣才是比較「完美」的處理方式？

第一個觸動我這條神經的，是一名無助的未婚懷孕少女。她到馬偕醫院來求助，要求墮胎，這個苦命的女孩，不是因為愛玩、不知自我保護才意外有身孕，她是最讓人沉痛的亂倫強暴案的受害者。

「我們醫院不做墮胎手術，請妳去別的地方吧！」那時，我還是住院醫師，算是年輕的菜鳥。我聽見我的老師這樣對這個女孩說，我疑惑、不捨也心痛。

我們把女孩推到我們醫院的門外，我可以想見，她會被迫到專門做人工流產手術的某些診所，相較於大醫院，那裡的設備多半相對不足。那女孩當時已懷孕十八、九週，胎兒已相當大了，在我們醫院，可以用較溫和的催生方式將胎兒娩出；但在診所，很可能是要用剖腹取胎，女孩年輕而嬌小的身體要承受一刀，風險相對大，還要留下一個永遠提醒著她這段不堪經歷的「疤痕」，在她下腹，也在她心口。

更現實的狀況還有，轉到私人診所去，女孩勢必得擔負更高的費用，她的家人會幫她付嗎？她自己又負擔得起嗎？

召集專家討論原則，減少遺憾

在我心裡有一百個聲音在呼喊、質疑：為什麼我們不能幫她墮胎？明明我們可以做得比較好！醫師不幫忙這些孩子「處理」，難道不倫的未成年懷孕這類的事情，就可以杜絕嗎？

不會的，這些憾事不會因此而不再發生的。在我的婦產科生涯裡，這些大著肚子來求助的少女不斷出現，除了少不更事、貪玩而「玩出意外」，更有不少是自己無能為力的結果，遭到亂倫、強暴，還有無行為能力的智能不足女孩。

一個大小孩懷著小小孩，她們連自己的人生都還無法負責，又如何能對一個新生孩子的未來負責？

多年後，我已是資深的婦產科老鳥，也坐上了婦產科主任的位置，我曾召開一個討論會，請到院長、院牧部、婦產科醫師與學校相關人員，希望針對「醫院墮胎原則」做出一個明確的定論。

那場會議最後的結論是：「馬偕醫院對於墮胎的原則是，沒有教條式的原則。」只要在病情、法律的考量之下，合乎情理法的個案，院方並不限制醫師進行墮胎手術，但需要醫師及當事人共同做出最符合倫理及當事人利益的決定。

對我而言，我完全尊重基於信仰或個人道德價值，不進行這類手術的醫師的選擇，但前提必須是「標準一致」，不能因人而異，一般平民百姓就一律拒絕，對於權貴ＶＩＰ就能夠破例。若沒有一致性的態度，便稱不上是「信仰」。

二十四小時待命的倫理委員會

後來，我也參與主導了醫院醫療倫理委員會，針對包括重症醫療、生命末期及懷孕中後期中止妊娠的具有多面向、涉及倫理道德的複雜個案，成立諮詢小組，進行社會、法律、醫療、人權等全方位的討論和斟酌。

這個小組機動性極強，針對各種突發的個案，可以隨時待命、迅速開會討論，通常一天之內做出決策提供臨床醫師建議，減少複雜情況下對醫師的困擾，也不影響對臨床個案的服務。

我們曾多次接到宣稱遭到強暴懷孕、本身卻智力不足的女孩，被家屬強行帶來醫院要求墮胎。但墮胎真是符合她們本身最大的利益嗎？她們是否真的無法清明地表達自己的意願？對於每一位這樣令人心疼、社會邊緣的個案，我們都不敢輕忽，因為我們或許是她們人生悲劇的最後一道守門者。是關起門，還是開啟門，才能讓這樣的悲劇效應不再擴大？

只要接到需要的個案，倫理委員會的小組可以緊急召開，我們曾因醫院前晚接獲提案，隔天清晨七點即召開會議，立即請精神科醫師判定，確定當事人無自主能力；再請求法務、婦產科的專家醫師，研判確是遭遇強暴。最後才做出適不適合人工流產的決議。

我坦承，在我早年接生頻繁的生涯中，也做了許多墮胎手術，在評估這些無奈懷孕，並且當下判斷無法給她們肚子裡孩子一個可以期待的未來，墮胎條件也符合法律規範之下，給這些大孩子們較好的醫療處置。

但是，人倫上，依舊不夠完美。我心裡期望，有一天，台灣也能像先進國家，成立

「棄嬰窗口」，讓這些原本不被預期誕生的無辜小生命，仍能在合適的家庭裡，有第二次「投胎」的機會。

在帳單悄悄畫上一個「0」

在大醫院的體系底下成長，可以給一個醫師更完整的訓練、最起碼的規範，讓醫師的行為不致偏頗。但其制式的行政程序和不夠彈性的規定，也時而形同一種桎梏。

我曾跟隨我之前學長們的道路，離開馬偕醫院，短暫地開業一年。當時，我的老師藍中基醫師曾有些失望地對我說：「你怎麼去開業呢？我一直很看好你呀，以為你可以繼承衣缽啊！」

那時我對我的老師承諾：「藍大夫，往後你絕對不會聽到我離開馬偕之後做的任何處理，是違反醫療原則而有辱馬偕之名。」

不僅手術治療上，我一直謹記著這個承諾，不亂開刀、不濫開藥，甚至還做到了在大醫院底下，小醫師無法做主的「好事」。

我記憶裡，住院醫師第一年時，一名產後感染引發產褥熱的婦人由診所轉來馬偕醫院。婦人病情危急，必須住院做抗生素治療。那是一九七六年，全民健保還沒開辦，家屬不僅無力負擔醫療費用，也為照護病婦疲於奔命，幾天後自行辦理出院。不久之後，傳來婦人過世的消息。

「醫師，我們沒有錢再繼續住院，我們要回家！」病人家屬的這句話反覆迴盪在我耳邊，我還記得當時自己難過失落的心情，除了醫學本身即有限制、無法救回每一條生命外，還有許多即使可以救都無法救的無能為力。

但在我自行開業那年，我曾彌補過心裡這個空洞。那是一名卵巢腫瘤的五十歲婦人，經濟狀況很差，我知道她們一家人都在擔心手術的醫療費用。在婦人出院結帳時，我在帳單上寫了一個「０」，我不太記得當時婦人的表情，卻永遠忘不了自己當下的心情，甚至晚上作夢都帶著微笑。

對於醫療工作，醫師除了「看病」之外，還有許多可以做的努力，給每一個生命，一分更公平存活下去的力量。

一張珍藏四十年的手繪解剖圖

不忘初衷

老師隨手畫的解剖圖提醒著我，醫學擔負著承先啟後的教育使命。醫者，除了要以病人利益為最大考量，還肩負傳承義務，因為我們的專業智能，是人們以生命交託、以血淚灌溉，才得以成長。

一九七六年，我開始在馬偕醫院擔任住院醫師。那個年代，婦產科尚未建立起細膩的次專科，每個醫師都要提供全科服務，不僅要接生，也要看一般婦科和婦癌的手術。一直到一九九〇年開始，才有了次專科的觀念。

次專科推動的初期也很粗略，並不是由醫師的志向自行選定，而是院內的「任務指派」，大致是依疾病困難度，按輩分做分配。由於當年婦科癌症、子宮頸癌分量最重，是婦女頭號的奪命殺手，子宮頸癌手術更被視為婦產科醫療最高境界，便由院內最資深的「賢拜」選走。我因為接生個案多，最早是被分派到「高危險妊娠」。

幾年後，「賢拜」退休的退休、開業的開業，我在婦產科主任的任內順勢接下「婦癌」的棒子。由一般婦科晉級到婦癌領域，若以棒球員來形容，便是由甲組球員進入職業聯盟，往後接觸的都將是一級艱難且複雜的手術與照護，那不僅僅是對一名婦產科醫師在技巧上嚴厲的考驗，更是對生命更深層的詮釋。

親炙大師，如約會般興奮

往後我的醫療照護的層面，漸次由迎接生命喜悅的此端，往送別生命殞落的彼端移步，對於疾病、人性、靈性的掌握、理解與態度，都真正邁入醫師的「成熟期」。

在當年，婦癌是婦產科最艱困的領域，婦癌中又以子宮頸癌根除手術被視為醫師的最高殿堂，那時業界第一把交椅便是我的老師、馬偕婦產科創始人吳震春大夫的老師——徐千田教授。我有幸在初出茅廬的小醫師時，就能跟在吳醫師身邊「練功」，而多年後接下婦癌棒子時，能夠將馬偕精良優異的技術發揚並傳承下去。

雖然已是近四十年前的往事，年輕時每一次輪到跟吳大夫的刀、擔任老師助手的興奮心情，至今光是想到，心還是會怦怦地跳。一般人可能很難想像，對於年輕醫師而言，有機會親炙大師風範，那種飄飄然的感受，就如同與心儀的女孩子約會一般。

吳大夫無論在手術的技術和態度方面，都是後輩的典範，他看待每一例子宮頸癌手術都慎重其事，更讓人感受到醫師執手術刀是多麼神聖的事。所以，我每逢擔任助手時也萬不敢輕忽，必然停止門診，前一日早早休息、養精蓄銳，然後比吳大夫早進入手術室準備。

當時，吳大夫通常用手術刀直切而入，打開腹腔，不用剪刀。第一助手對老師的習慣及步驟早已熟練，就像一個默契良好的交響樂團，老師一個手勢、一個動作，我們便知道何時下拍、響樂，流暢的手術過程，是一種享受。

吳大夫年代的子宮頸癌根除手術，是以廣泛性切除為主流，不僅要將子宮旁又大又厚的組織齊骨盆壁切除，陰道也要切除一半，是寧願錯殺一百，也不漏掉一處。所以有時難免會在骨盆側壁處傷及靜脈共同幹，這時就是助手表現的時候了，第一時間要迅速、確實以紗布覆蓋，手壓止血，每次按壓以二十分鐘為單位，直到完全止血。老師總是對我們耳提面命：「能把助手做好，就能把刀開好。」

每每我們成功完成一例複雜的子宮頸癌手術後，吳大夫總會率領團隊並邀請好友莊仁德醫師一起晚餐，在觥籌交錯談笑之間，檢討手術過程，那是屬於醫者的豪情與滿足。

把前輩的心血傳承下去

子宮頸癌根除手術為什麼這麼困難？因為骨盆腔血管豐富，子宮旁邊還有輸尿管等等，手術形同在「地雷區」裡穿梭進行，手法如果不夠細緻，一不小心就可能傷及骨盆腔的血管和膀胱的神經，引發不可收拾的後果。

在我擔任總醫師的那年，吳大夫正進行神經保留之子宮根除手術，一整年我都盡量跟隨。但老師標準極高、要求嚴格，歷年總醫師除了天賦異秉的師兄賴國良大夫外，沒有總醫師有幸被挑選擔任第一助手。

我則是擔任替手術過程拍照存檔的工作，一整年都帶著相機進開刀房，記錄下每一次、每一個開刀的過程與步驟。從相機小小的觀景窗裡，讓我的焦點更集中，觀察更細微。在老師帶領下，我還與他一起完成一個關於子宮根治手術基韌帶處理的研究，並奉派在婦產科醫學會報告此項手術，頗受矚目。就這樣，我被師父「領進」了子宮頸癌根除手術之門。

老師為了更讓我了解病人生理結構及手術的解剖，在開刀房裡面為我手繪下一張圖，一邊解釋：這是子宮的基韌帶，它的神經在這裡、血管在這裡、淋巴結在這個地方。子宮頸癌根除手術首要之務在減少出血，然後確定範圍切割足不足夠？膀胱跟直腸的功能是不是能

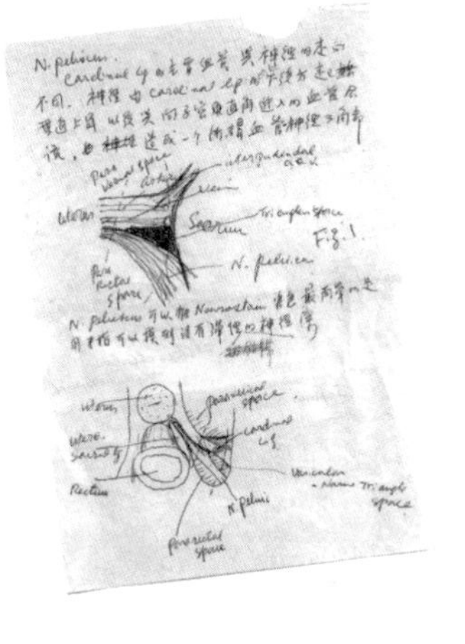

恩師親繪的解剖圖，是我人生至寶。

夠好好地保存？老師與我反覆討論，要怎麼樣才能把手術做到更好，讓治療的效果更好。

老師隨手畫的這張手繪圖，是我人生的至寶。它展示著自己在醫療上的突破與進展，也提醒著我，醫學除了治療疾病、照護病人，還擔負著承先啟後的教育使命，三、四十年來，我一直珍藏著老師的手稿，並會將它流傳下去。

其後吳大夫離開馬偕醫院，一九八〇年就任彰化基督教醫院院長，我曾在老師邀請下借調往彰基三個月，幫助老師進行臨床病人的照顧，雖然老師曾要我考慮轉任彰基，這分器重和提攜，我始終感念於心。但考慮我在馬偕的任務未了，未能應命。

莫忘白袍的誓約

我一生在醫學服務的努力與教育後輩的心力，正因有如吳大夫這般巨人前輩的典範，不敢懈怠。後來，我也畫

我親手畫下了解剖圖，將醫學的志業繼續傳承下去。

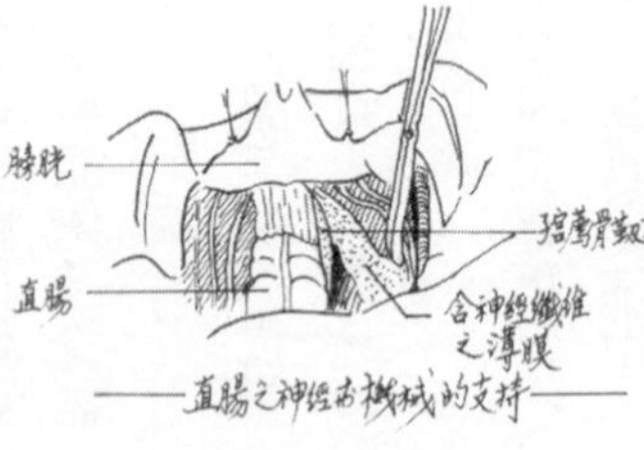

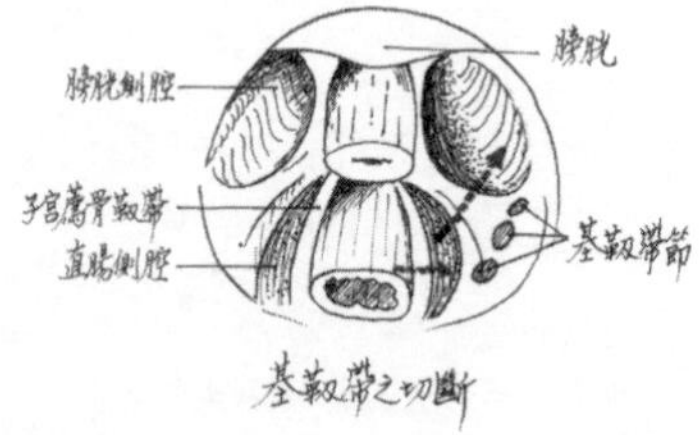

下了自己的解剖圖手稿，同樣教導我的學生們，骨盆腔裡面血管的路徑是如何？膀胱裡面的神經又是如何走？我們該從何處下刀，讓子宮和周遭組織能做出完美的分離、切割，卻又能將可能讓癌細胞竄流的淋巴腺取得乾淨？我曾把過去一千零三十九位病人治療後，探討影響治療成績的原因，並就其中失敗的病例做了分析報告，我想，這是我回報老師當年諄諄教誨、無私傳授最好的回報。

醫療服務之所以有別於其他商業服務，便在於任何在醫療體系中養成的醫者，除了要以病人利益為最大考量，還必須肩負傳承義務，所有的發明、發現、知識、技術，都是全體人類的共同資產。因為我們的專業智能，是人們以生命交託、以血淚灌溉，才得以增益、成長。

「准許我進入醫業時：
我鄭重地保證自己要奉獻一切為人類服務。
我將要給我的師長應有的崇敬及感戴；
我將要憑我的良心和尊嚴從事醫業……」

——醫師誓詞，源於一九四八年〈日內瓦宣言〉

從我們披上白袍那天起，我們就立過誓的。

婦癌最光輝的一役

不忘初衷

我這一輩的婦產科醫師，特別是鑽研婦癌的，是受到眷顧的一個世代，我們完整地參與了一場婦癌的光輝戰役。我們的努力，不只造福了這片土地上的患者，甚或讓無數全球的病患受惠。

我有一個老病人很可愛，三十年前，她罹患子宮頸癌來找我開刀；三十年後，她介紹了另一個罹患同一種疾病的後輩給我手術。手術之前，她特別先替我做「衛教」，悉心告知她的後輩：「楊大夫技術很好，癌症也不用怕，但是這個手術後，上廁所會不太方便、腿也會很腫，妳要有心理準備……」

結果，她的後輩不僅腫瘤成功地切除、控制，手術之後，她事先提醒的那些副作用一個都沒有出現。她納悶地跑來問我：「楊大夫，為什麼我和她差那麼多啊？」我則笑笑地對她說：「如果三十年來我都沒有進步，那不是要太慚愧了？」

我這一輩的婦產科醫師，特別是鑽研婦癌的，是受到眷顧的一個世代。我們完整地參與了一場婦癌的光輝戰役，將早年婦女聞之色變的子宮頸癌，完全摸清底細、徹底掌控，幾乎消滅。

「數大便是美」的成功指標

二、三十年前，在馬偕醫院，光是我一個人，每星期常常要開上三到五例子宮頸癌的手術；現在，全醫院、全科醫師，一整年加起來也開不到五十個病人。病人手術的存活率和併發症都大幅改善，這是人類公共衛生史上癌症防治最漂亮的成績單。

子宮頸癌的防治，與公共衛生和經濟發展有密切關係。在台灣經濟水準仍未起飛的年代，婦科病房裡滿滿都是子宮頸癌的患者，而且病者到醫院就診時，常常都已是末期。有些嚴重的病人甚至已傷口潰爛，一進診間，就有股濃濃的「癌味」，還沒做內診或其他檢查，八九不離十，已能確定是這個病。

在我的老師吳震春的年代，子宮頸癌根除手術的基礎承襲日本系統，「數大便是美」被視為成功手術的指標。不僅要把子宮整個拿掉，手術開的範圍愈大、周遭組織切掉得愈多，愈是代表手術開得「漂亮」。我依稀記得，不知多少次，老師會檢視摘除的子宮和手術組織標本，躊躇滿志地說：「這開得多大、多好呀！」

手術範圍能否因人而異？

我開始投入婦癌領域後，也追隨老師的步伐，追求「舞大刀」的境界，而後，逐漸發現，原本手術切除腫瘤、保住性命的病人，出院時對我們滿口感謝，視同救命恩人；二、三年過去後再回診追蹤時，卻成了滿口抱怨，甚至還有人嘆息：「早知如此，當初乾脆不要救我。」不免讓我有些難堪。

原來因為早年擔心癌症復發，在救命前提下，以大範圍切除的手術方式，減少癌症侵襲、擴散的機會，確實讓子宮頸癌復發率大大減低。但常因而容易傷及子宮旁的膀胱神經，造成部分患者無法自己解尿，必須終身自行導尿；也可能傷害到乙狀結腸和直腸交接處，引發嚴重便祕，得靠灌腸解便。另外，手術要一併拿掉淋巴腺，也會造成下肢嚴重淋巴水腫，併發淋巴炎，雙腿如象腿。

如果是病況嚴重、腫瘤侵襲範圍很大的病人，如此的後果換得一段可貴的生命，當然還是非常值得的代價。我有一名病人，是位優雅的女士，數十年來，她精美的手提包裡都放著一支導尿管，她與疾病和平共處的正向思考，讓她能夠像用筷子吃飯那般熟練地導尿而不以為忤。病後的她，沒有因為癌症而剝奪她看見孩子長大、甚至還能等到抱孫子的幸福，以手術的後遺症換來圓滿的人生，她充滿感恩。

但隨著診斷技術進步、社會經濟發展提升，愈來愈多病人並非如此惡性和晚期，卻要一律冒著這麼大的風險，確實讓人不忍。於是，我開始思考，是不是要讓每個不論身材胖瘦的病人都穿同一件「大衣服」，有沒有可能替她們量身打造最合身的衣服。也就是，手術範圍能不能因人而異？

量身訂做的改良式手術

一九九〇年初，我翻閱各國文獻時發現，美系手術方式和台灣普遍採用的日系手術不同，美國常替子宮頸癌的病人開第二級手術，日本則是開到第三級（級數愈高，手術範圍愈大），但美國子宮頸癌治療及復發率控制的成績，並不亞於日本。

我進一步去搜尋大範圍和小範圍手術病患的臨界點，國外的文獻報告發現，罹患子宮頸癌婦女的腫瘤大小在兩公分、深度在一公分以下，採行較小範圍的切除手術，對病人的癌症復發率沒有影響，卻可以大幅減少病人的手術副作用，提高生活品質。

於是，我在馬偕醫院開始施行這類量身訂做的子宮頸癌手術方式，觀察每個病人最合適的切除範圍大小，證明確為可行，也不影響癌症治癒率。一九九七年，由我的學生張志隆醫師，將這種改良式手術的成果在台灣婦產科醫學會年會發表，並在一九九九年於美國婦癌醫學會期刊中發表。後來，更進一步發展至對於早期癌症的婦女，可以只切除子宮頸、留住子宮體，保存生育力的手術方式，讓育齡期的年輕女性患者，不被子宮頸癌奪走彩色人生。

開放式引流，減少術後不適

一九九七年，可以說是我醫療生涯值得特別標註的一年。這一年，我主導及創先使用兩項子宮頸癌手術研究獲得肯定。除了量身訂做的改良式手術，我並將手術後的引流方式由封閉式改為開放式，亦由學生翁順隆醫師當年於台灣婦產科醫學會發表。

早年在馬偕醫院子宮頸癌根除手術的另一特點，是術後尾骶骨旁大口徑橡皮管引流，引流效果相當良好。但最早時，引流管有一根小指頭般粗、從腹腔直通臀部，傷口極大，病人手術後不僅坐臥不便，更痛苦不堪；後來則改為腹部真空瓶引流，引流管只有靜脈輸液管粗（不到一公分），透過一個如手榴彈式引流盒加壓，輕輕按壓，即可把體內的組織液引流出來。

後來我發現國外已有一些個案報告顯示，腹膜本身就是極佳的液體透析材料，於是在馬偕醫院開始進行開放腹膜式的引流。傳統子宮頸癌手術後，擔心術後傷口與組織沾黏問題，因此習慣將腹膜縫合，但空間封閉之後，傷口滲出的組織液流不出來，才必須以引流管引出。若腹膜不縫合、保持開放，腹腔裡的組織液腹膜都可完全吸收，根本不必放引流管，沾黏問題也沒有增加。

這個觀念和做法，不僅沿用至今，也運用在洗腎病患身上，發展出腹膜透析，病人在家即可自己透析。

這兩項創新的做法，不只當年在台灣獨領風騷，當年在國際上也很先進。我記得改良式子宮頸癌手術的論文發表後不久，有回我前往美國參加美國婦癌醫學會年會，聽見台上主講者報告時，特別引用了我們發表的台灣經驗，當時真有一種說不出的滿足，我們的努力，不只造福了這片土地上的患者，甚或讓無數全球的病患受惠。

子宮頸癌完全解密

不過，醫學與時俱進，昨天的創新，是今天的歷史。近十年來，精良的子宮頸癌手術造福的個案愈來愈少——因為致癌的原因被找到了，一種人類乳突病毒（ＨＰＶ）被證明是誘發子宮頸癌的主因，加上抹片的發明可以精準檢測出是否感染ＨＰＶ，得以在癌變之前就發現、阻斷。在台灣，十年來的子宮頸癌個案足足少了百分之五十三之多。

這點不能不提及「子宮頸抹片之父」巴潘尼克勞（George Nicolas Papanicolaou）醫

師的偉大貢獻，據說他一生替妻子進行了上千次的抹片檢查，反覆驗證子宮頸癌是一種可以由抹片偵測、篩檢的疾病。由於從感染到癌變往往有二、三十年的時間，婦女只要進行抹片檢查，便可以有效阻止癌變的發生。

這讓子宮頸癌成為婦產科第一個完全解密的癌症，從它的發生、演變、治療到預防，可以完全掌握和控制。近年醫界更研發出子宮頸癌疫苗，讓人類在健康長年被癌症宰制的對抗過程中，終於繼B型肝炎疫苗預防肝癌後，締造了第二個逆轉勝的佳績。身為完全經歷、參與其中的婦產科醫界一員，我深感興奮。

她的孩子，取了我的名

不忘初衷

她為孩子取了我的名，以感謝醫療的進步和醫師的努力。身為醫者，為何需要終身孜孜不倦？不是為名為利，就是為了這一刻。我們手握著一柄改變別人生命的神奇權杖，不能輕蔑，更不可不慎。

二〇一四年七月盛夏的某天，我辦公室來了一對母女訪客，女兒孫小姐即將臨盆，特別挺著她的「大肚子」來給我瞧，讓我一整天都開心歡喜。此時，我不再從事接生工作長達二十多年了，她不是來給我接生，純粹是來「報喜」的。

七年前，孫小姐是我手術的病人。她是一名早期的子宮頸癌個案（1B期），因為抹片檢查異常而發現。那時，她還不滿三十歲，正在南部某大學攻讀博士，已婚、未生育。若是再早一、兩年，孫小姐可能一輩子失去孕育生命的珍貴歷程，終身被剝奪當母親的權利，對於女性，這是疾病所導致最遺憾的「後遺症」。

但就在孫小姐來就醫的那一年，我推動的改良式子宮頸癌根除手術已十分純熟，並且關注到國外已更進一步做到保留生育力的子宮頸癌手術，仔細觀察後，發現對癌症復發率同樣沒有不良的影響。這也讓我有信心，開始嘗試。

由於這個時期，子宮頸抹片推動已初顯成效，讓子宮頸癌初期個案大幅增加，於是針對這些只是小部分侵犯子宮頸的婦女，保留她們的子宮體，只切除子宮頸，然後在子宮的下段處紮上一個小「束腰」綁住，再接回陰道，留住她們當母親的天賦女權。

當時我們只知道，如此可以讓這樣的女性留住一線「生機」，但心裡也明白，這些婦女真要自然懷孕，並且正常地足月生產的機率，仍然比一般婦女來得低。

因為，少了子宮頸，精蟲缺少了在子宮頸黏液中增能的過程，較不易讓卵子受精。而且子宮頸切除後，產道也少了一段長長的門戶，即便懷孕，也較容易早產。

讓人熱淚盈眶的生產

但是，醫療只要打開一扇小小的門窗，生命自然會找到出口。在我做的這項手術五、六名個案中，孫小姐是第一位傳出喜訊的，她和丈夫緊捉住那微小的機會，自然受孕成功，而且一直安到了胎兒體重近乎足月的大小。她和媽媽來拜訪我那天，便是準備來住院，隔天即要進產房剖腹產下這個神奇寶寶。

替孫小姐動完子宮頸癌的手術時，我已不再接生，自己生病後也有一段時間沒有看門診，後來她是由翁嘉穗醫師接手追蹤。多年來，翁醫師持續向我報告孫小姐的狀況，獲悉她成功受孕時，我和翁醫師興奮的程度可能不亞於孫小姐的親人。

後來，因翁醫師陪同夫婿前往花蓮服務，孫小姐生產的任務交由馬偕另一名傑出的年輕婦產科醫師王亮凱接生。

剖腹產當天，我也全程跟著「陪產」，唱著詩歌為孫小姐和她的寶寶祈福。除了帶著一些想要親眼見證多年前自己醫療手術「成果」的私人理由，另一方面也是因為子宮頸切除的婦女，子宮已不在正常的位置上，剖腹產下刀的位置也不同於一般狀況，我這個老醫師也可適時給年輕醫師「壯個膽」。當然，馬偕婦產科醫師訓練維持良好傳統，手術順利完成。

孫小姐產下一個漂亮女嬰的幾天後，我收到翁嘉穗醫師的電子郵件，附上了由孫小姐的弟弟拍攝、剪輯的影片《等待》，記錄了她待產的過程，以及一家人在旁忐忑不安、最終喜極而泣的動人畫面。並告知我，孫小姐特別將女兒的名字裡，起了一個與我名字同樣的「正」字，要女兒記得她來到世上，是因為醫療的進步與醫師的努力。

看著看著，我也跟著流下眼淚。醫者為何需要終身孜孜不倦、勤奮不懈？不是為名為利，就是為了這一刻。我們確實手握一柄改變別人生命的神奇權杖，不能輕蔑，更不可不慎。

婦癌病人是一個大家庭

這種如被賞賜般的喜悅，我不只一次嘗到。曾有同樣罹患卵巢癌的兩名病人，在治療癌症的期間發現懷孕，不僅順利完成化療，最後也產下健康的孩子，兩家人還成為好朋友。

為母則強。我不能不承認，女性在面對婦科重症時，只要與「當母親」的角色衝突，常會湧出極大的力量；但也面臨同等強大的壓力。身為男性的醫師安慰，或許及不上「同病相憐」的女性。

「會不會影響生育力？」「治療期間懷孕，該不該拿掉小孩？」「邊做化療邊懷孕，會不會造成孩子的傷害？」即便醫學上可以為她們逐一提出有根據的詳盡解釋，但若由已經歷過這一切的人現身說法，比醫療專業更能讓患者安心。

於是，我總會情商治療成功的病人擔任新出現個案的「學姊」，以自身經驗安慰、照顧「學妹」。在這條艱辛的道路上，一旦發現自己並不是「最倒楣」的那一個、不是被遺棄的孤單一人，能夠讓她們在面對疾病及未來時，懷抱正向力量。

這兩個卵巢癌患者，就是因為這樣而結緣的學姊、學妹。「學姊」一面手術切除腫瘤，一面做化療、又順利保留住孩子後，回到醫院來安慰「學妹」；最後學妹也循著學姊的路程，有了happy ending。兩人最後也真的發展出情同姊妹的感情。

婦癌醫師和病人的關係，有時可能比家人還長遠，這些病人都需要長期追蹤、回診，我一直讓我的病人間也維持一種「大家庭」的關係，把這種相互支持的傳統一棒一棒傳遞下去。對於每個癌症治療緩解的病人，我總會問上一句：「之後願不願意回來幫忙別的病人？」當然，答案多半是肯定的。

現在，醫院裡也正式成立了婦癌的病友會，她們各自依自己的病類尋找學姊、學妹，成為一個一個小小的支持團體。醫學始終來自人性，一切去除疾病的醫療手段，都要以維持人性的尊嚴與生活為目的地；而抵達目標的路程，還需依賴許多非醫療的助力，永遠不要低估這些「非醫療」的療效。

成為後輩攀頂的肩頭

不忘初衷

安慰的力量，督促著醫者不能停下步伐，只能不斷不斷提升專業，一次一次把「極限」往前推進。我站在歷來醫界巨人的肩頭上前進，而我更期許自己，也能成為年輕人攀登另一個巔峰的「肩頭」。

二〇一一年十二月二十九日，我接任台北馬偕醫院院長一職，承蒙過往一路給予我指導、提攜和支持的前輩、師長及同仁們到場，讓我備感榮耀，但也覺肩上責任更重。在眾多嘉賓當中，一位特別的朋友現身，給了我一個大大的擁抱，一股溫暖的熱力流竄全身，我瞬間明白，四十年從醫生涯的價值，不在於能在醫療體系裡攀爬到怎樣高度的位置，而是有多少照護、接觸過的病人和家屬，最後願意給你一個真誠的擁抱。

這位特別的朋友是倪先生。他的妻子是由我醫治的病人，也是由我親手送別的病人。儘管倪太太離去，他不僅對我沒有怨懟，還成了我的長年摯友，這是病家對醫師角色最深層的鼓勵與理解。

安慰的力量，是醫者前進的動力

倪太太是一名上皮卵巢癌的患者，多年前來我的門診就醫時已經七十歲了，檢驗發現是癌症第三期，手術切除腫瘤後再做化療，持續在門診追蹤。

倪先生和倪太太是我見過最優雅的銀髮夫妻，一對氣質、涵養與感情都讓人印象深刻的長者。不僅對於檢查、手術、化療及追蹤的每個階段都能充分了解治療的意義，並完全配合我的治療與建議。

官拜將級的倪先生是虔誠的穆斯林，翩翩風度、溫文儒雅，每回陪伴倪太太到門診，總見他帶著一本書，在診間外靜靜閱讀、默默等待，這樣的冷靜而非冷淡，是倪太太最堅實的後盾。

那時我們對上皮卵巢癌的治療手段有限，我盡各種可能控制，一直到了第七年，癌症還是復發了，轉移到肺部，倪老太太最後呼吸窘迫。老夫妻早已對身後事做了充分的討論，不和生命自然的週期做無謂而痛苦的抵抗，選擇不插管急救，讓老太太雍容安詳地離去，一如她每回走進醫院時的優雅模樣。

儘管我知道倪太太的治療效果已是當下醫療的極限，但留不住病人對醫師而言，仍是有些無力感。事後，竟然是倪先生安慰我：「我自己查過了資料，我太太這個病，一般情況，五年存活率只有百分之三十到五十。她撐到了七年，已經是了不起的成就了，我知道你們盡了最大的努力。」

沒有一名醫師願意看見他治療的病人，在自己的手中離開；但又沒有一個醫師可以避免，醫療有極限，生命更是。有時醫師比病人更需要安慰，而這種安慰的力量，更督促著醫者不能停下步伐，只能不斷不斷提升專業，一次一次把「極限」往前推進。

「卵巢癌」，婦女的隱形殺手

我到為植種，我行花未開，豈無佳色在，留待後人來。

——李叔同，〈志別詩〉

近十年來，婦產科醫師控制了子宮頸癌，發生率減少了一半以上，但對於另兩大婦科主要癌症——卵巢癌和子宮內膜癌，還有很大的努力空間。

其中，與肥胖和飲食西化密切相關的子宮內膜癌，發生率提高近八成。這類癌症多半發生在四十歲以後，但由於婦女每月因荷爾蒙週期會讓子宮內膜脫落、形成月經，所以只要注意月經有無異常變化、不正常出血，不需要特殊精密的檢測工具，也可以早期發現、診斷。而這類癌症若早期發現、細胞分化不太惡性，也能以荷爾蒙治療，保有婦女的生育能力，雖然發生率高，防治的效果還不差。

反倒是卵巢癌，可謂是婦女的「隱形殺手」，雖然第一期的患者，五年存活機率高達九成，但因為初期卵巢癌沒有特殊的臨床徵兆，也尚未研發出篩檢工具，早期發現仍有困難，多數被診斷出來時都已經是第三期了。

據研究統計，美國約有七成的卵巢癌婦女被診斷出來時已是第三期。台灣婦女占有體型偏瘦、內診或超音波檢查較易發現、或是存在仍不明原因的種族差異，診斷已是第三期的病人約六成；即便如此，晚期個案仍占多數。過去婦科病人被子宮頸癌患者占滿，現在則是被卵巢癌擠滿。

卵巢癌中，最主要的是上皮卵巢癌和生殖細胞癌兩類。其中，上皮卵巢癌最常見，約占所有個案的七成左右，多發生在四十歲以後的女性；生殖細胞癌則較常見於三十歲以下的年輕婦女。

過去因為診斷很慢、病人很早過世。近二十年來由於化療藥物進步，已能讓早年幾乎發現後百分之百死亡的生殖細胞卵巢癌，如今在切除、化療後，發現多數患者對化療有很好的反應，絕大多數可以有存活的機會。而上皮卵巢癌在藥物控制下，許多都可以變成「慢性疾病」，讓患者能與疾病共存。

但這樣仍不足夠，我們需要像子宮頸癌那樣，找到一個篩檢的工具、發現更多的早期病人，甚至讓卵巢癌也成為可以「預防」的疾病。

照亮黑暗的一線曙光

在漫漫黑暗中摸索，已有了突破的切口。治療方面，現在已有改善化療投藥的方式，在腹部放置人工導管，直接在腹腔投藥——由於卵巢癌多數侷限在腹腔內不斷復發，最後引發腸阻塞，少數才有遠端轉移，所以若直接在腹腔投藥，即可加強化療對腫瘤的效果。另外，還有腹腔內高溫療法，腹腔內加溫到攝氏四十二度至四十四度，可有殺死癌細胞及加強腹腔內免疫力的效果，且還可以讓血流加速，提高藥物滲透性。

我特別興奮的是，馬偕醫院目前在進行更具前瞻性的免疫療法疫苗、新藥研發和早期篩檢的研究方面，都已露出曙光。

疫苗研究的嶄新一頁

馬偕醫院傑出的年輕醫生、在這個領域研究已達世界級水準的張志隆醫師，曾以日本協和醱酵麒麟株式會社（Kyowa Hakko Kirin Co. Ltd.）研發的KRN7000醣類化合物藥物進行動物試驗，證實具有增強腹腔內免疫力的效果，使得癌細胞可獲控制，因而找到了研發的日籍醫師。日籍醫師特別飛來台灣了解，雖然對我們的研究甚感興奮，可惜日方自己在多種癌症的研究成效上不如預期，該公司決定停產此藥。

這個消息一度讓我們好不容易燃起的研究之光，斷了火。但張醫師沒有放棄，後來想到全世界醣類研究最頂尖的專家就在台灣自家，即中研院院長翁啟惠。由於我大哥楊育民與翁院長是舊識，在大哥牽線下，引薦馬偕和中研院合作，承蒙翁院長提供與KRN7000同類的化合物進行研究，並另開啟馬偕與台灣浩鼎生技股份有限公司，在國內攜手展開疫苗開發的人體試驗新章。

利用「腫瘤抗原」開發卵巢癌疫苗

人體癌細胞表面存有特定的醣類抗原，但在正常細胞表現的數量極低，甚至不會表現；只有在變異的細胞——即癌細胞會有大量的表現，所以這些抗原可做為辨認癌細胞的標誌；若利用它刺激人體免疫反應，產生對抗抗原的抗體，就像在體內裝置了「自動偵測器」，只要偵測到這些目標抗原，免疫系統便會自己啟動，清除癌細胞。因此，找到具有代表性的癌細胞標的抗原，即有機會開發出癌症治療藥物或疫苗。Globo H及相關抗原即是具有這樣功能的「腫瘤抗原」。

早在一九八三年即有學者發現，在乳癌、攝護腺癌及肺癌患者的癌細胞組織裡，有一定比率會表現出「Globo H」的腫瘤抗原。這個抗原的臨床應用，最早是運用在乳癌疫苗開發的研究上，約有六成乳癌患者細胞有此抗原；但我們發現，在卵巢癌患者中，更有高達八成患者的細胞存有Globo H及其前驅醣脂質的抗原。

以Globo H及相關抗原，再加上特殊的佐劑，即可能引發卵巢癌病人的免疫反應，讓癌症病人能夠自己產生對抗癌細胞的抗體，目前在卵巢癌疫苗的研究上，已進入人體試驗第二期。

新藥開發進行式

從這個研究中，我們又延伸出另一個計畫，希望朝向新藥開發的目標前進。

施打疫苗以使身體主動產生免疫效果，可以幫助許多婦女在癌症發生之初，即殺死體內蠢動的癌變細胞，預防卵巢癌的發生。但是已經罹癌的病人，身體免疫力往往不佳，此時再施打疫苗，有可能無法激發病人自己抗體的產生；若能有免疫製劑的藥物注射，即相當於把「抗體」直接打入病人體內，對抗癌細胞。

我們已找到具有潛能的先行化合物，希望經過層層篩檢、純化與最佳化，朝開發生物製劑新藥邁進，這項計畫已通過NRPB（生技醫藥國家型科技計畫）。

新世代婦科醫師的「時代任務」

每個世代的醫師，都有自己的時代任務。在我的世代，我們每日見著診間裡、病房內的子宮頸癌婦女發愁，經過一棒又一棒的醫者、科學家前仆後繼地研究、修正與改良，我們守到了雲開見日，讓子宮頸癌婦女在我們手中預後一個比一個良好，重症病人一個接一個在我們眼中消失。

現在病房裡滿滿的卵巢癌病人，則是新世代婦產科醫師的「時代任務」。而我十分欣喜，在我醫療生涯近晚，仍有機會見證婦科二十一世紀將有新的突破性進展，其中還有著我私人情感上的意義——我與大哥首次的合作，足以告慰祖母與父親希望我們兄弟當醫師的家族期許。

醫療工作追求的是什麼？就是看著病人不再受苦，就是當即便無力救治病人，家屬也能給我們一個理解的擁抱。

我站在歷來醫界巨人的肩頭上前進，得到了病人與家屬溫暖的擁抱。這分感動，我渴望我後輩的年輕醫師，也能體會；而我更期許自己，也能成為年輕人攀登另一個巔峰的「肩頭」。

我很高興及身看到，馬偕醫院的後浪已經超越前浪。

醫師的手是第三隻眼

不忘初衷

身為醫師永遠不能忘記，我們面對的是活生生的「人」，而不單是冷冰冰的「病」。醫者最重要的學習永遠在照顧病人的態度，用手、眼與病人接觸，傳遞的不僅僅是醫療的手段，也是醫者的心意。

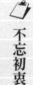

二〇一四年七月，我送別了馬偕醫院最後一位外籍宣教士——醫學教育部聶梅珍醫師（Dr. Mary Jeanne Buttrey），她從美國來台灣服務二十七年，一生青春歲月和智慧心血都奉獻給台灣，滋養灌溉了無數馬偕的後輩新血。

我最敬佩聶醫師的一點，是她帶領學生做教學訓練時，總是細心地以身作則，耐心叮嚀著初踏入醫界的年輕醫師：「所有醫療出發點，都要從『人』開始。」她帶學生看一個病人時，不會事先查看病歷，讓自己的診斷被侷限，而是極為慎重地把每一個病人的每一次，都當成第一次接觸的「fresh case」（新病人），從頭開始詢問病人的病史和症狀，以手觸摸檢查，傳遞醫者的關懷。

醫療儀器雖然日新月異，讓醫療水準得以一日千里，然而，一位醫師永遠不能忘記，與我們面對面的是活生生的「人」，而不是只有冷冰冰的「病」。也不能忘記，醫師的雙手，是最能讓病人感受關懷和溫度的；有時，甚至是比儀器更敏感的工具。

醫療「手工業」時代，生產像開獎

我很幸運，是從醫療「手工業」時代開始被訓練、塑型，在那個超音波還沒有運用於婦產科的年代，我們有更多的機會讓雙手被訓練成靈敏的儀器，成為「第三隻眼睛」，在「觸感診斷」的部分，甚至勝過超音波。

所有醫療出發點，都要從「人」開始。這是醫者最重要的關懷。

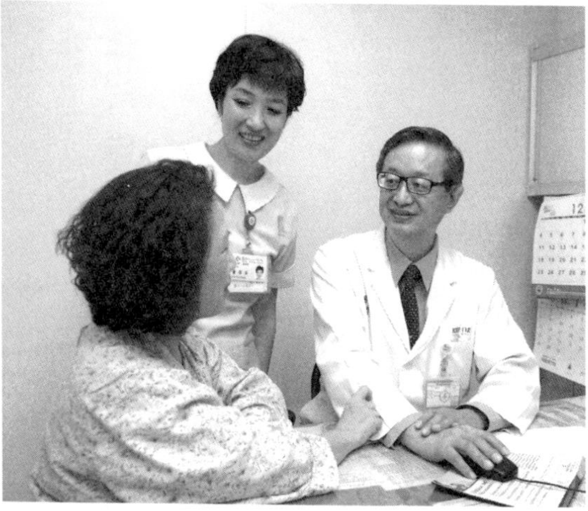

我還記得，馬偕醫院在一九八〇年才引進了婦產科的第一台超音波儀器，探頭是一個水袋，體型很巨大，解像力很差，很多地方照到了，卻看不清楚。當時偶有些醫師進產房接生，拉出一個寶寶後，要走了才發現，原來產婦懷的是雙胞胎，還有一個要出來了！於是趕緊回頭再接生第二個。

我自己的兩個孩子也是在沒有超音波的年代出生。老大在我服役時出生，我來不及參與他的誕生，但第一胎，我和太太都沒有預設要生男孩還是女孩。由於老大是個男生，太太懷老二時，我們反而有期待，希望可以生個女孩，湊個「好」字。

這回終於可以由我這個婦產科老爸親自迎接，儘管如此，直到要生之前，我也不知道自己未出世孩子的性別。

記得妻子臨盆那天，我一路哼著歌進產房，為了面子，還和她打商量：「妳可不可以不要叫太大聲啊？」因為就在幾天前，醫院有一名資深醫師的妻子生產，在產房大罵丈夫：「都是你害的啦！」引起產房一陣竊笑和耳語。

為了我這個醫師丈夫自私的「尊嚴」，我太太還真是配合，從頭到尾都沒有失控大叫。而等到拉出寶寶的那一刻，答案揭曉，果真是女孩兒，夫妻高興相擁，簡直比中樂透還開心。

超音波等精密醫療儀器的問市及改良，當然是帶動醫療發展的重要關鍵，特別是對於高危險妊娠的事先掌握及預防、胎兒體重的估算、良性或惡性腫瘤等婦科疾病偵測及鑑別，都有了大幅提升和躍進。

開刀前的內診訓練課

但醫師的「手」，還是有不可替代的功能。

婦產科醫師特有的「內診」，是對病人身體檢查非常重要的項目，可知道一些超音波看不見的東西，不是任何儀器可取代的。

以超音波為例，它是靠聲波傳導呈現出影像，所以必須在極佳聲波介質下才能呈現準確的影像；若是不能盡量接近偵測的標的部位，還需隔著其他器官組織，就會影響聲波傳導。譬如畸胎瘤，在超音波的影像呈現下，有時看起來就像是一條腸子，因為這種瘤的莖較長，常常被甩到子宮前方和膀胱之間——此時，內診會對診斷很有價值。

在我還是年輕醫師時，我的老師總在進入開刀房，取得了病人同意之後，當病人麻醉完畢時，做內診的指導，帶著我們一起檢查。我們內診之後，要立即告訴老師：摸到了什麼？判別的結果為何？然後隨著手術開始，立即揭曉我們的內診是否準確或有誤差，這是最佳的內診鍛鍊時機，學習效果與記憶是最深刻的。

這樣經年訓練出來的「手感」，真的讓我練就靠著手即可「看見」骨盆深處的結構。當我也成為指導年輕人的資深醫師後，也一直沿用這樣的「開刀前內診訓練課」。

病人，永遠都是訓練醫師最重要的老師，我一直到了六十歲，還在病人身上有新的發現與學習。我也必須坦承，近晚有些悵然，年輕醫師漸漸失去了觸診病人的能力與熱情，一切的疑問與確認，都交給超音波、抽血、電腦斷層等檢查。

事實上，診斷工具和醫師的內診應該是相輔相成的，兩者兼用將有加乘效果。內診是醫師與生俱來的診斷武器，萬不應偏廢。

除了內診的觸覺之外，婦產科醫師並不真如江湖戲言是「只看肚臍以下」的科別。還要會察顏觀色、嗅味辨疾，五感都要派上用場。

譬如，看到一臉蒼白的婦女飄進診間，指甲一按、眼皮一翻，都雪白一片沒有血色，首先就要聯想到子宮肌瘤的可能，因為這類婦女常因經血量過大而飽受貧血之苦。如果一進診間即飄來一股濃濃「腐味」，醫師的鼻子要立即反射到，那可能是腫瘤壞死的味道。

永遠不要吝於用手觸碰病人及家屬

什麼才是醫師最重要的學習？今天最先進的醫療高科技，明天就可能落伍而被揚棄；今天的新知，明天就可能成了謬誤。所以最重要的學習永遠在照顧病人的態度，用手、眼與病人接觸，傳遞的不僅僅是醫療的手段，也是醫者的心意。

我的一位病人婉玉，癌症末期轉移到肝臟，腹部的血管都嚴重腫脹，所有治療皆已用盡。但婉玉的丈夫全心守護，即使已經失業，為了讓妻子安心，原本從事網路科技的他，帶著電腦假裝每天在病房裡「辦公」。只有我和醫院的人員知道，醫院裡的網路速度，不可能讓他足以在病房裡應付網路工作的。

這位丈夫愛妻的心多麼感人！每一天，我到病房查房，都會給婉玉的丈夫一個大大的擁抱，所有醫療團隊配合他「在醫院工作」的戲碼，一直陪伴著他走到婉玉的人生盡頭，最後，他與我們道謝後離去。

醫師的雙手，在醫療之外，還有其他的「療效」，永遠不要吝於用手觸碰病人及家屬，這是醫療無論如何演進，都不會被揚棄的真理。

內診

所謂「內診」，即是經陰道及腹部雙合診。婦產科醫師要一隻手進入病人的陰道內，一手置放在病人的腹部上，透過雙手「裡應外合」的本體感受器，去感受病人的身體狀況，從兩手距離、觸感，知道接觸到了什麼東西，它的位置、大小、形狀、硬度、彈性及質地是否正常，甚至器官、組織、異物的活動性，與周邊組織關係，去判辨所觸碰到的東西是什麼。

眼淚，是老教授唯一的答案

不忘初衷

面對一次又一次，癌症帶走病人的心痛，我們要如何投注感情於這樣的工作，同時又堅強地面對？這是婦癌醫師無法避免的難題——如果我們對病人投注了感情，眼淚，是唯一的答案。

二〇〇〇年的夏天，我帶著即將完成國家衛生院婦癌專科醫師訓練的六個學員，到美國參加美國婦癌學會，順道拜訪美國西岸幾個主要的癌症中心。參訪結束前，訓練計畫的國際老師——知名婦癌專家里奧．拉加西（Leo Lagasse）教授在他洛杉磯的家裡設宴款待我們。

當時已年近七十的拉加西教授在臨床上仍然非常活躍，並且積極從事援助第三世界的人道醫療計畫，十分受人敬重。同為婦癌醫師，很自然地，我和他聊起了面對癌症不斷帶走我們的病人時，無數令我無能為力的心碎時刻。

有一種無奈叫心痛

我舉了一個赴美前不久照顧的一名病人吳小姐為例。吳小姐是卵巢癌病人，最早在其他醫院開刀，但主刀醫師打開肚子、割傷腸子後，再把肚子關起來說：「這沒辦法再開刀了！」吳小姐才被轉送到馬偕醫院來。

我們組成外科照顧腸子、泌尿科照顧膀胱，再加上我所帶領的婦產科醫師，讓曾被其他醫師認定「不能開刀」而放棄的吳小姐，經過一連串的手術及治療，能夠存活下來，並且度過了很長一段生活品質極佳的時光。

這樣持續了五年。五年之中，她不但恢復工作，生活平順，並常藉著門診返診時和其他病人互動，鼓勵心理脆弱的新病人。我們在這段期間建立了很深的醫病友誼。

多年前與拉加西教授一席談話，至今仍令我難以忘懷。

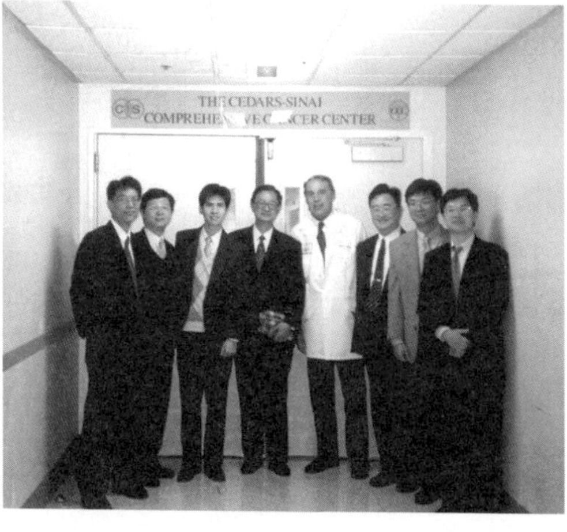

然而，不幸的消息傳來。一天，吳小姐返診時告訴我，她持續咳嗽好幾週，我立即安排她做胸部X光檢查，發現肋膜積水及肺部轉移病灶，確認是卵巢癌復發，並轉移到了肺部。

吳小姐問我：「還有多少機會？」由於一旦卵巢癌復發，且已出現遠端轉移，就幾乎沒有治癒的機會，我只有據實以告，並說明此時的治療目標會在控制病情、延長生命，並改善生活品質。

但她無法接受這樣的事實——這一回，不是醫師放棄了她，而是她放棄了醫師，轉而投向聲稱可以「包醫」的非正統醫療。期間，我與我太太都努力地勸她要回來繼續進行正規治療，仍無法改變她的決定。

不久後，吳小姐還是進到了醫院急診，呼吸急促、形銷骨立，轉到病房來後，我能做的事更有限了，只剩下最後的支持療法。

一天，我在看門診的時候，病房的護士小姐告訴我，吳小姐說她想回家了，我立即趕往病房探視她。推著吳小姐的推車在病房走廊邊，正要離去。見著我來，她勉強擠出了淡淡笑容，以最後的力氣、微弱的喘息聲，在我耳邊說出：「我希望最後，在家裡。」然後對我說出感謝和道別。

老教授也只能淚眼以對

在與拉加西教授談話的當下，我仍能感受到那種心痛。我問這位久經沙場的老教授：「當我們自己一再重複這樣的心碎時刻，我們無以自處、我們自己都不知道怎麼面對這樣的哀傷，當你長期照顧的病人已經變成你很重要的朋友時，你最後要送走他，這時候，我們要怎麼處理這樣的感情？」

我止不住激動再接著說：「你要怎麼教導在座其他的年輕醫師，要投注感情於這樣的工作，可是卻要堅強地面對？」

我並沒有得到老教授言語上的回答。但那一刻，我清楚地看到他眼眶瞬間泛紅，眼角有晶瑩的淚珠閃爍，我已明確知道，我們有相同的經驗與哀傷，也明白，這是婦癌醫師無法避免的難題，即使有再顯赫的資歷、再豐富的經驗，都可能不會變得熟練或無感——如果我們對病人投注了感情，眼淚，是唯一的答案。

哀傷只會淡化，不會消失

在我治療的一千多例癌症病人當中，最棘手的狀況，永遠是病人即將離去之前，悲傷而無法面對的家屬。那每每讓我想到《尋找失樂園》（Finding Neverland）故事裡，一位稚齡的小兒子含淚問出：「Why they must die?」（為什麼我的父母要死掉？）每一個失去親人的家屬，似乎都以他們傷心的眼神，對我提出這樣的詢問。

我的病人林太太的小兒子，便是其中一個。

林太太是卵巢癌患者，和許多這類疾病的患者一樣，雖沒有明顯症狀，但一被診斷就已是第三期。經由手術後，再配合六次化療，林太太的小兒子卻希望母親轉而嘗試另類醫療。

同樣，很快地，林太太的癌症復發了，再回到醫院來時，已有廣泛的腹腔散布和內膜積水。並且因為腫瘤的壓迫，又瀕臨直腸阻塞，林太太本身不願意再接受手術治療，但只做了一次化療，嚴重的骨髓抑制就併發了敗血症，病況危急。意識很清楚的林太太，有許多次表達希望平靜離去，她與丈夫也早已簽署了〈不施行心肺復甦術同意書〉。

當初要林太太做另類療法的小兒子幾近崩潰，他不願意就此放手，因為他深感愧疚，覺得都是因為自己要媽媽不再接受西醫治療而去吃中藥，才害死了媽媽。他一再地苦求醫護人員千萬不可以放棄對媽媽的積極治療，幾次情緒失控。

有天下午，我就這樣抱著這個還不滿二十歲的大孩子，我安慰著他，不是以一個醫師的身分，而是以一個同樣經歷喪親之慟的人子角色。我對他說，十七年前，在我最景仰的父親去世前，我也是何等的不捨，但為了讓父親放心離開，我在父親臨終之前，對他做了什麼承諾與如何道別。

我告訴這個孩子：「你該趁著媽媽神智還清醒，告訴她，你愛她，並且會永遠記得她；請你告訴她，你會照顧你年老的父親，請媽媽不用擔心；也請你告訴她你會努力上進，好好生活，珍惜她給你的人生，也讓人因為你而紀念她。當時，我就是這麼告訴我的父親。」

我想，這孩子接受了我的建議，最後順從了媽媽的心願，讓媽媽平靜而去。但我至今還在等待當時他跟我的約定——他說，辦完了母親的後事會再與我聯絡，讓我們分擔彼此的憂傷。

我知道，失去親人的哀傷會隨著時間淡化，但是卻從來不會消失。

在痛苦的試煉中反思

之後，我參加馬偕醫院精神科方俊凱醫師的一項研究計畫：「以照顧癌末病人之醫學倫理，建構醫師靈性成長課程」，引導我具體審視自己行醫生涯的成長經驗，並進一步了解自己身為醫師的深層意義。是的，就像西方醫學之父希波克拉底所說：「我們偶爾能治癒疾病，經常可以解除痛苦，但永遠可以給予安慰。」

遇到醫療的困境時，有些醫師可能選擇只扮演有限的身體醫治的角色，抽離情感；有些人則期待隨著時間可以解決一切的問題。然而，使人成長的不是時間，是用心、是投入，是痛苦試煉後的反思。

經過這樣的過程，一名醫者可以從技術層面的追求，昇華為對全人的關懷；從無力的嘆息，轉變為超越知識和制度障礙的努力，而能夠給所愛的人不拘形式的靈性關懷，就像遠藤周作的小說《深河》中，那位背負著印度教教徒，到恆河中去做臨死前洗滌的天主教神父。

幸福與不幸都有另一面

不忘初衷

如何鼓勵、陪伴病患，使其能解除心理壓力，是康復過程很重要的一環。然而，用心聆聽並感受親人、朋友的善意，擁有每一個今天、做愛做的事，應及時立行，又何必非等到罹患癌症之後呢？

多年臨床工作，最艱難的挑戰其實並不在疾病本身。即使是最棘手的癌症，若能徹底將它研究透徹，了解它致病的機轉、特性，便可以整理出一套治療的準則，多數可一體適用。然而，透過疾病映照出的人性樣貌、世間百態，是無法以科學論定出準則的，做為一名婦產科醫師，讓我們對人生哲學，有更不同的視野及更深層的學習。

我的兩位病人，因為疾病而帶來了兩種不同的新生活：一個因禍得福，反而造就更圓滿的家庭；一個卻因而顛覆了過去表面的平靜，幸福原來只是假象。這兩個病人讓我感觸良多，能比頑固的疾病更具摧毀力的，是家庭與情感的破裂；而能比最先進的藥物更具神奇療效的，則是家庭與情感的支持。

程老師屬於後者，一場病看似讓她面臨生命交關，最終卻是帶給她另一種美滿。

罹患癌症也有好處？

程老師和她的夫婿都在學校任教，婚前丈夫溫柔而體貼，小倆口從未有過齟齬，為人師表，又重孝道。婚後，程老師和丈夫與公婆同住。生活價值、家庭環境皆相近的兩家，原本是天作之合，不料，再知書達禮，仍解不開自古以來的婆媳難題。

和公婆同住的日子，婆媳摩擦不斷，程老師得不到婆婆歡心，承受極大壓力，許多委屈悶在心裡，積久難返，彼此猜忌；按捺不住直接溝通又會引發衝突，一發難收，讓她的婚姻生活不盡如意。

程老師在婚後短暫的甜蜜期之後，就陷入孤獨的生活中，總覺得自己是家裡唯一的外人，長時間抑鬱而心情不快，一次不正常出血後，檢查出罹患了子宮內膜癌。

她來就診時，當我告知確定是癌症的剎那，她震驚的神情是多數患者都會出現的；倒是一旁的丈夫，除了關心外、還伴隨巨大的愧疚，我這才知道了他們婚後的故事。

所幸，子宮內膜癌通常都有月經量多及不規則出血的症狀，而能早期發現，只要不是延誤就診，治療效果相當良好，一般而言，治療成功的機會很大。程老師的病況不算太糟，經過治療以後，恢復情況相當良好。

但我更為她開心的是，之後隨著她回診時一次比一次開朗的態度中，逐漸了解到，原來這場病讓她的家庭生活大大改善了，特別是夫妻同心面對疾病，感情彷彿回到了新婚時的甜蜜。同時她也透露，婆婆在她生病後也改變了對她的態度，婆媳關係變得平順了。

把握當下，不必等到罹癌之後

有一位信仰堅定、生性樂觀從容面對癌症的才德女子，曾以自己切身的體驗寫下「罹患癌症的三大好處」，鼓勵病友及時正向思考、行動。她說自從罹癌之後可以：

1.放下以前每天都須由她做的家中瑣事，從此只做愛做的事。

2.家人從此都尊重她的意見，用心聆聽，不再如以往常當耳邊風。

3.可以規畫剩餘的人生，擁有每一個今天，不再期待明天以後。

在許多癌症病人當中，我看到能康復的病例，多半有較健康樂觀的心態。因此，如何鼓勵、陪伴病患，使其能解除心理壓力，是康復過程很重要的一環。然而，用心聆聽並感受親人、朋友的善意，擁有每一個今天、做愛做的事，應及時立行，又何必非等到罹患癌症之後呢？

真相與假象的兩難

程老師屬於幸運的個案，但有許多病患一直停留在罹病後的沮喪情緒中，始終無法脫困，甚而引起其他的悲劇。我的老病人、也是老朋友黃太太，疾病與人生戲劇性的起伏，常常糾結在我心裡，難以忘懷。

黃太太婚後多年不孕，遍訪名醫無效，後來和丈夫領養了一個兒子，夫妻倆盡心盡力栽培這孩子；兒子也沒有辜負他們，成年後長得高大英挺，貼心孝順。當黃太太腹脹來就醫時，兒子陪著一起來看病，看得出一家三口感情親密。

遺憾的是，黃太太罹患的是當年治療效果不佳的末期卵巢癌，經過一番大手術後，又接受化學治療。當年止吐藥物效果不好，病人化療非常辛苦，有的病人甚至因為不住地噁心、嘔吐，對化療心生畏懼，光是「想到」就泛噁心起來；同時當年尚未普遍使用植入式血管入口裝置，生病久了，血管變得更小而深沉，靜脈注射不易，打針變成每天要接受的酷刑。有些病人是「敗在」這些痛苦的治療上。

黃太太因為有家人支持，展現十足的韌性與堅強，撐完了所有療程。她曾偷偷告訴我：「楊大夫，我一定要撐過去，因為我兒子快結婚啦，我一定要等著抱孫子！」這個期待支撐著她。

希望，會激起人無比的潛力，讓人「打敗」治療的種種痛苦與煎熬。

終於，黃太太完成了所有的化療，在一次門診時，她告訴我：「我兒子結婚了！」

這麼多年後，我似乎仍看到她久病的臉上閃耀著喜悅的光芒。

往後，每次回門診追蹤時，她都不斷和我分享生活的點滴，散發著知足與感恩，像是：媳婦很乖巧；媳婦懷孕了；她終於當阿嬤了。當她可愛的孫子可以帶出門時，還曾經全家大小一起陪黃太太來拜訪我，好讓人羨慕的三代同堂畫面。

樂觀、堅強的人，總能比憂鬱、經常悶悶不樂的人病情控制得更好。黃太太的病情，在她人生最幸福的時刻，一直呈現穩定且良好的控制。

有一天，黃太太例行回診，她臉上的光采消失，出現了我從未見到過的沮喪與黯淡神情。私下相談才知，原來她的丈夫早有外遇，還在外生下了「親生骨肉」；在她病情日趨穩定時，卻偶然發現了丈夫的祕密，丈夫要求她接受「事實」。

一夕間，原本的美滿幸福家庭被翻了頁，一起支持、陪伴她走過疾病挑戰的依靠，頓時支離破碎。不僅黃太太自己面對謊言揭露而震驚、無助，她的兒子面對父親原來另有「親生骨肉」，同樣深受打擊而傷心。

不久之後，一直控制良好的黃太太癌症復發；五年後，去世了。我時常想起她，有時不免去猜想，如果可以選擇，她願不願意知道「真相」？還是寧願一直活在幸福的「假象」裡？

我明白「凡事都有定期，天下萬物都有定時，生有時，死有時，栽種有時，拔出所栽種的也有時」。黃太太堅強面對疾病，使宿願得償；但當隱藏的真相揭露時，幸福的假象頓時成空。

如果是我們，在真相與假象之間，又會如何選擇？

癌末病人教醫師的事

不忘初衷

誰來決定死亡過程的長短？誰來決定死亡的過程不是生命的一部分？這不只是癌症醫師，更是做為一個人最艱難的考驗，卻也是最深刻的自我學習與靈性成長。

「醫師，請您們不要放棄我太太，請務必要盡一切努力治療她，一分鐘也不要放棄！」

個子小小、經營小餐館的黃先生，一向沉穩謙和，那天他突然在病房裡失控，憤怒地大聲對著一名外科醫師說話，我嚇了一跳，停下腳步。原來，那名外科醫師嘗試向黃先生說明他妻子的病情，並提到應該是到了考慮在最後危急階段，是不是要進行侵入性急救措施的時候。

黃太太雖已年近六十，仍然一副白皙秀氣，一看就知道很受丈夫照顧與疼愛。她是以夫為天的傳統婦人，遇到任何問題，會立即回頭看著丈夫，所有決定與發言，都交由黃先生回答，彷彿隨著終身許配給丈夫，所有的一切也全然託付給了他。

「不准你們放棄我太太！」

黃太太先前在另一家宗教醫院診斷出子宮內膜癌，並已轉移到陰道下段，所有檢查都已在該院完成，之後才轉到我們醫院。據護理人員了解，轉院之前，黃先生為了確保妻子能夠康復，在該院捐了一大筆錢，希望妻子能得人天福報的庇佑。

由於黃太太的病況未獲控制，在轉到我們醫院之後，我們先為她動了手術，再給予化學治療。棘手的是，手術過程中，又發現黃太太除了子宮內膜癌外，還同時有不同細胞形態的卵巢澄清細胞癌，這是一種較為少見、且抗藥性較高的癌症。

因此，黃太太手術後就在疾病起落之間，經歷了許多次不同的化療，還包括一次腸阻塞嚴重而做了迴腸造口術。

黃太太本身是一位非常配合的病人，對各種治療從不喊苦，一切安排都仰賴丈夫決定。但歷經了多次復發，有一次再住院時，原先的迴腸造口術已無法解除她的腸阻塞，她又腹脹厲害，無法進食，所有的標準化學治療都已嘗試而無效。此時，我們的外科同仁善意地提出了可能須面對的最後抉擇：是否要預立安寧緩和醫療意願，若急救已無法延長有品質的生命，是否不再勉強加諸包括氣管插管、人工呼吸器及心臟電擊等急救方式的「ＤＮＲ」（Do Not Resuscitate）同意書。

就是這個時候，我第一次見到溫和的黃先生發怒，他誤解醫生不願再盡力救治黃太太，要求醫療團隊不能放棄。

為了我們所愛，提早做好準備

一身樸素、看來節儉的黃先生，卻替妻子選擇住差額負擔最高的單人病房，要求使用最好的藥物，價以萬計的標靶治療也要求盡量使用。但眼看疾病已到了失控的階段，做為醫療人員就當據實以告，請其預先準備。

然而，我們要怎麼告知真實情況，卻不奪去黃先生的最後一點希望？黃先生心裡一定早已知道疾病的程度，只是期待著奇蹟眷顧，我們何忍逼他提早面對他所不願面對的事實？

我們總對年輕醫師說，讓癌末病人簽署ＤＮＲ，是為了免於「延長死亡的過程」，因為那些可能十分痛苦的急救過程，並未真正「延長生命」。

但捫心自問，若面對生命最後關卡的重病患者，是我們自己摯愛的親人，我們又能否如此以理性決斷？

誰來決定死亡過程的長短？誰來決定死亡的過程不是生命的一部分？這不只是癌症醫師，更是做為一個人最艱難的考驗，卻也是最深刻的自我學習與靈性成長。

因此，我們都該及早決定，並交代如何面對自己的最後時刻，避免讓我們所愛及愛我們的人，痛苦地處理如此艱難的課題。

一個感謝，讓我流下男兒淚

有一位我照顧六、七年的卵巢癌老太太，去世前她情緒極度不穩，她說，已經知道自己人生到了盡頭，不斷哀求我們：「讓我安樂死，早死早超生。」我們當然做不到。我只有對她說：「我可以給妳安樂。」就是協助她止痛，可以不痛苦。但老太太不能如願，常在病房裡鬧脾氣，最後，仍在「不安樂」中去世。

在老太太疾病的前半段，我們用心照料。她腹水嚴重，一抽水就得抽上一、兩個鐘頭；一般是插管子讓它自己引流，對於不是單一水囊的積水，這樣抽得不乾淨。我則和住院醫師輪流親手抽，十西西、十西西地抽，需要時，常一抽就抽幾千西西的腹水出來。當時老太太對我們的貼心照顧非常感謝，隨著病情惡化，卻開始對醫療人員發脾氣。

在老太太過世後的某天，一位病友特別來找我，告訴我，其實老太太臨終前囑咐，自己去世之後，請她一定要來找我，對我之前給予老太太的長久照顧表達感謝之意。

我對這名病友說，我當然知道老太太鬧脾氣不是她的真心。但這個遲來的感謝，仍讓我不禁在門診室裡流下男兒淚。這就是一名癌症醫師的「收穫」吧。

在付出之中，收穫更多

照顧癌末病人，讓我一次又一次地反覆思考：人到底是什麼？生命到底是什麼？這些病人都是我的人生導師，激發我的思想。

早年，我很滿足於做為一名接生的產科醫師，體驗生命初始的喜悅；現在，我則很珍惜能夠照顧癌症病人，對生命本質與醫者價值，有更深的體悟。

這樣近距離地觀察生命的起落、圓缺，確實給自己很大的成長，使我認知生命的有限、生命的不可控制，以及人對生命的無奈與無力。這些點點滴滴都讓我價值更清明、智慧更豐厚，無論日常生活或人生歷程，更能夠判斷什麼該執著，什麼不該執著；什麼是有價值，什麼是沒有價值。

轉眼間，在無數人的生命裡歷練、體驗，我也成了一名年過六旬的資深醫師，若還有什麼可以傳遞給年輕後輩的，除了學術醫療上的職能、技巧，便是誠心建議他們，每一天都要注意自己的「靈性成長」。照顧病人時要以同理心、要投入自己的「感情」，如此而能豐富自己的靈性，而能感受到，醫師在付出之中，收穫更多。

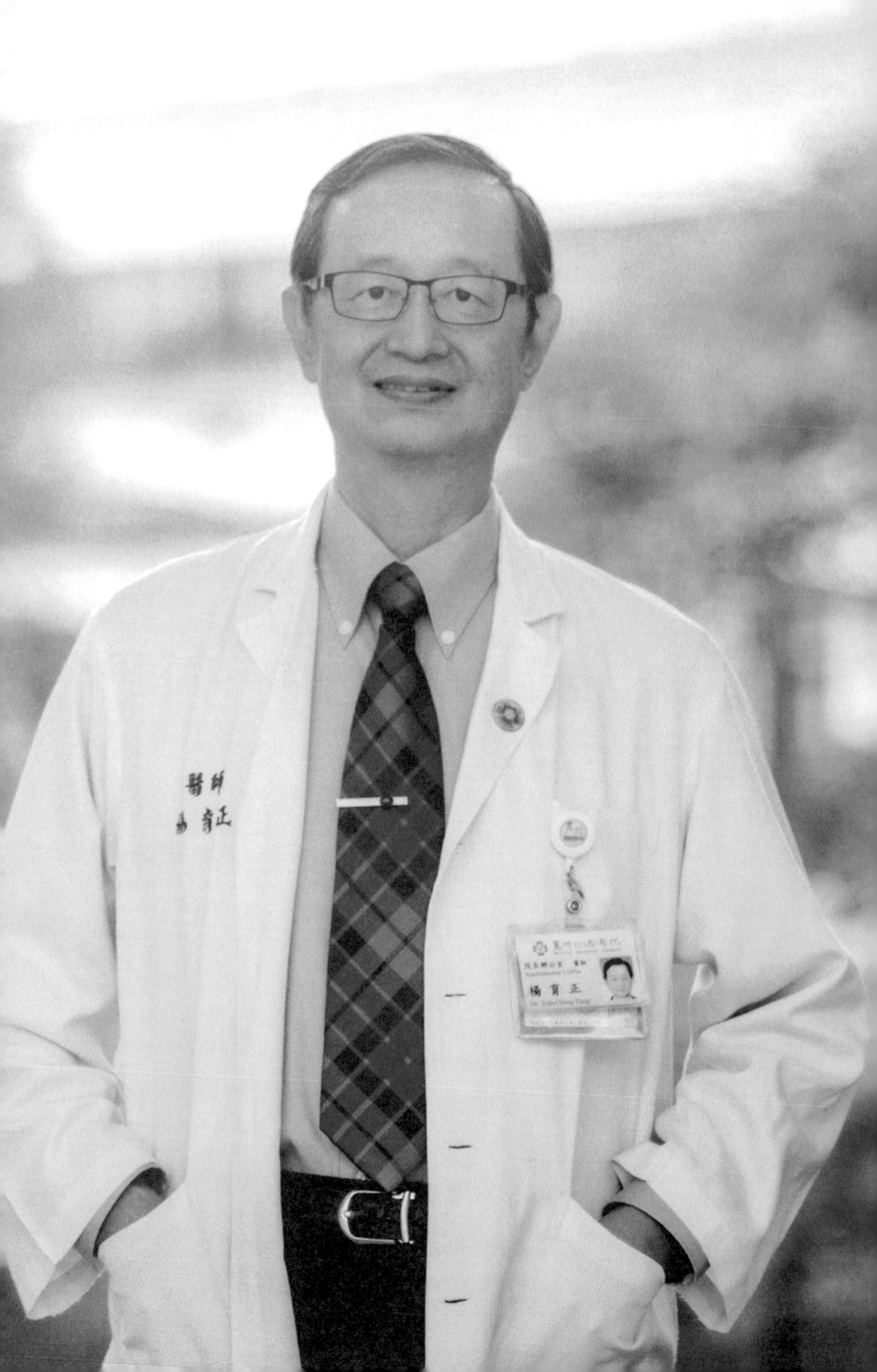
醫師
楊育正

第二幕

試煉——從癌症醫師到抗癌病人

當人與自己的死亡遭遇時，

眞實的屬己的自我才會顯露出來。

——「存在主義大師」馬丁·海德格

一封安寧病房體驗的邀約

走過試煉

我從最初的懷疑，到最後更堅定，心志更明確，態度更為謙卑。原來，死亡的背後有許多我們不可知的部分，學習和面對它是人生成長的最後階段。這是一條試煉之路、恩典之路，更是學習之路。

「If I do not wake up tomorrow...」我曾寫過這樣一首詩給我的孩子們。我希望如果那一天真的來臨，我的小孩能讓神和他的父母都感到榮耀；我希望他們好好照顧他們的母親，但是不必要住在一起，保持一種生活上的距離，以減少摩擦，而能永遠保持心靈上的親近；我希望兩個孩子可以互相照顧，紀念他們的父親。

我是一名癌症醫師，二、三十年來，我的工作就是協助生死邊緣的病人與家屬，在身、心、靈求取最大的利益與平靜。求生有勝算時，用盡一切手段延長他們的生命；死亡已不可避免時，給予慰藉和支持，讓他們在道別之前，盡可能不帶著痛苦與遺憾上路，因為協助病人平靜地離開也是醫師的天職。

帶著遺書上班

我時時面對著他人的死亡，那激發我對工作的熱忱與慎重，對生命的想像與好奇。「時機成熟時，我們就會拋棄肉身，擺脫病痛、恐懼和人生的煩惱，逍遙自在，宛如一隻飛回上帝身邊的彩蝶。」我也常思考，我們是否可以如生死學大師庫伯勒．羅斯（Elisabeth Kübler-Ross）的這般堅定信仰。

很長的時間，我身上都帶著遺書上班。我認為，男人年過四十後，就應該有這樣的「風險管控」意識。特別因為我一直有高血壓的毛病，也有慢性B型肝炎，長年以來都必須用藥控制。

B型肝炎，在台灣早年主要是母子垂直感染，但可能也是很多外科醫師的「職業災害」。早年，醫師開刀防護沒有那麼周密，在手術過程中不小心劃傷自己是家常便飯。在我還是住院醫師時，某一次跟老師的刀，不小心遭手術刀割傷，反射性大叫一聲，結果老師笑著喝斥：「病人肚子那麼大的傷口都沒有叫，你叫什麼？」

醫師手術受傷不只沒有喊痛的權利，在那個還沒有疫苗、沒有抗B型肝炎免疫球蛋白，而台灣B型肝炎帶原率極高的年代，有不少醫師就可能像這樣因為傷口的血液與病人的血液互染，被病人感染了而不自知。我猜測，自己也極可能是因此染病。

我很早就有生命風險的準備。在婦產科後半段的生涯，又以照護癌症病患為主，一直希望能為臨終前的病人做更多努力，為推廣安寧療護的觀念和精神盡心。

馬偕醫學院將開辦前，我即與當時安寧療護教育中心主任賴充亮醫師相約，共同推動高中生的生命科學教育。由賴醫師舉辦生命營，邀高中生們來安寧病房體驗；時任醫學研究部主任的我則負責設計科學營，讓學生從生物研究中接觸生命的奧祕。在高中生心底撒下生命和科學啟蒙的種子，不僅是替醫界的未來育苗，也能讓年輕學子及早體會生命的脆弱，學會珍惜自己所擁有的有限時光。

從癌症醫師到癌症病人

當我接下院長職務之後，第一件想要做的事，就是舉辦全院主管「one day in hospice」安寧病房一日體驗活動，由各科室主管到安寧病房住一天，甚至身上插一管，譬如尿管、鼻管，體驗末期病人身體上的苦楚，日後無論在治療、服務或諮詢時，都能真正做到「感同身受」。

儘管三十年來都在醫院與「無常」交手，但沒料到，這回命運的俄羅斯轉盤指針，竟然指向了我！啊～我們穿著白袍的人，角色是病人的代理人，往往忘了，其實和一般人一樣，也是命運棋盤上的一顆棋子。

就在我寄出「安寧病房一日體驗」邀請信函後，收到第一封主管報名回覆的當天，我同時也接到了另一封「通知函」——困擾我兩個月之久的三叉神經疼痛的病理切片報告出爐，瞬間宣告我由一名癌症醫師，轉為一名B細胞淋巴瘤的癌症患者！

我不需要去安寧病房「體驗」病人的身心感受，我已經立即成為「被體驗組」的一員。

為什麼會是我?!

我曾宣稱，自己用心治療我的癌症病人，一直用同理心對待病患，不僅治病，也關心他們的生活、心理，並且鼓舞他們的情緒，教導他們要「面對疾病，繼續生活」。

此刻，我深知以往自己是如此的不足。我何曾真正接近病人的真實感受？我何曾真正了解，當被診斷為癌症時，是如何期待有其他更好的可能？面對癌症、接受事實，豈是教科書上簡單的五個階段心理歷程可以全然描述。我對我全心信靠的上帝發出質疑：為什麼是我？我一直是祢那麼忠心的僕人，我是一個好人吶！

投身醫療四十年，我以為已成人師、已是沙場老兵了，我也自以為從未凋零，時時刻刻不放鬆地追求醫療新知的更新與研究。我更以為，自己由接生醫師到癌症醫師，完整通透地體會了生、老、病、死的生命曲線與意義。

歷經六次全身化療、八次標靶治療、四次髓鞘內化療與兩次嚴重併發症，熬過掉髮、嘔吐和肌肉萎縮。過去在無數病人身上看到因為疾病摧殘、藥物副作用，帶給血肉之軀的傷害與痛苦，我都親身經歷過了一回。一次又一次生命的鞭痕，都在刺激我一遍又一遍檢視自己信仰的核心價值，從最初的懷疑，到最後更堅定，心志更明確，態度更為謙卑。

原來，死亡的背後有許多我們不可知的部分，學習和面對它是人生成長的最後階段。這是一條試煉之路、恩典之路，更是學習之路。

罹癌，更激發我的熱情

疾病讓我變成一名「新生」，讓我了解，原來我還有許多未竟之處、未解之事，原來我還有很大的可塑性。透過癌症，訓練我通過最後的進階訓練，它讓我更清楚理解了人生的價值，更清楚看見了自己的使命。

我慢慢領悟，上帝要我經歷癌病的旨意，是在鞭策我更積極用生命去成就該做的事，更主動向我愛的人展露心意。對於人生、對於家庭及對於我的醫療工作，我湧起更大的熱情，我要用我這向上帝借來的生命，榮耀我所熱愛的一切。

現在，當我再對我的孩子們吟誦起多年前我為他們寫的那首小詩，心裡不再只是對他們疼惜的慰藉，而更有著堅強的篤定。

〈當你們不再看見我的時候〉

當你們不再看見我的時候，
孩子，我卻從不曾離去。
早晨，陽光照進你的門窗，
你是否感到溫暖？
孩子，我就在你的身旁。
日落時，微風拂過樹梢，
在沙沙作響的枝葉聲中，
孩子，你可聽到風中夾雜著我的言語？
夜深時刻，當清涼的月光從門縫滲入，
那時我正躡手躡腳，
深情的凝視著你，

我的孩子，
縱然你從此不再看見我，
我卻從來不曾離去。

上帝派來三艘船

走過試煉

再溫和的癌症，都存在致命的威脅。在這次治癌旅程中，得把自己的身心靈鍛鍊、昇華到另一個自己沒有預想的層次——這是走到了最後，我才體悟出的道理。

有個「上帝的使者」寓言故事這麼說：

從前，有個信仰上帝的虔誠教徒在船難中掉進海裡，後來漂流到了荒島，他篤信上帝會來拯救他，滿懷希望一直等待著上帝。

當第一艘船經過小島邊，船上的人要他上船，他拒絕了，他等著上帝親自來救他；第二艘船經過時，他依然堅拒，因為「上帝會來救我」；第三艘船也來了、又去了，他仍然在等著上帝，放棄上船的機會。

最後，他孤獨地死在荒島上，在天堂遇到上帝時，忍不住埋怨：「上帝，為什麼祢沒來救我？我是祢如此忠心的僕人吶！」

上帝對他說：「我派了三艘船去救你，你都不上船！」

我很慶幸，自己及時登上了上帝派來的第三艘船。

第一艘船：牙齦有異常的「麻木感」

說來慚愧，我的癌症徵兆很早便出現，但我這名資深癌症醫師，並沒有第一時間就警覺。二〇一二年的年初，我剛接任院長不滿三個月，就覺得牙齦有異常的「麻木感」，吃東西、刷牙或以手指觸碰，每一次牙齦接觸外來東西，都彷彿隔著手套碰觸物品似的，感覺變得遲鈍、不真實。

除此之外，我一樣能吃、能睡，體力也正常，忙碌的醫療及行政工作，讓我未進一步深究。這是上帝派來的第一艘船，我錯過了。

第二艘船：三叉神經疼痛

一個月後，演變為三叉神經疼痛，右臉頰抽搐般地痛著，痛源清楚地在眼瞼下方三叉神經出口點。我先請醫院的牙科醫師幫忙診斷，但因為問題不在口腔內，牙科醫師看不出所以然，便建議我去找耳鼻喉科醫師。

第二次，我轉到耳鼻喉科後，初步判斷是三叉神經痛，最常發生的原因是病毒感染，因此先開了止痛藥給我，再進一步觀察。第二艘船，又默默駛離。

第三艘船：耳後一個鴿蛋大的腫瘤

大約再過了一個月，有天我參加「老馬偕團契」聚會。這個團契聚會特別有意思，成員是一批退休的老馬偕員工，有的甚至已超過九十歲，一日馬偕人、終身馬偕人，培養出相同的信仰及對醫院忠誠的凝聚力，我向來沉醉於這樣溫馨的聚會。

沒有料到，那天，是我生命中最黑暗的一天；但如今回首，換個角度來看，也可以說，「老馬偕團契」聚會是指引我生命重生之光，讓我及時搭上了上帝派來的第三艘船。

當天中午與老馬偕人聚餐時，我覺得不妙，因為耳後下方突然隆起了一個鴿蛋大的腫塊，我摸到時大吃一驚，第一個聯想，當然是以為長了不好的東西，尤其我的父親正是因為甲狀腺癌辭世。於是聚會結束後，我立即安排詳盡的檢查。

電腦斷層檢查找到了耳下腫大的原因，因為耳下腺出口處，被一個兩毫米的唾液腺結石塞住，因而隆起了大腫塊。單單唾液腺結石是沒什麼了不起，但這個檢查進一步揭開了這幾個月來，我身體大大小小徵狀的真正原因：在副鼻竇裡有一個五、六公分的腫瘤，是「它」引起了三叉神經痛——而從影像中初判，幾乎就可以斷定是一個惡性腫瘤！

心中祈求著能有僥倖

我必須很誠實地說，當時我才了解，過去對病人的所有安撫原來都是隔靴搔癢，當下，我清清楚楚地經歷了被宣判罹癌的病人的心境轉折。庫伯勒．羅斯醫生在《論死亡與臨終》提出了面對癌症的五階段情緒歷程，每一個階段，我都體會得那麼深刻：否認、憤怒、討價還價、沮喪，最終才能接受。

副鼻竇內的腫瘤非我的專長，但我仍立即查詢醫療文獻，發現有一種真菌增生的感染也可能在副鼻竇引發腫塊，那種情況就不會是惡性腫瘤，治療、控制都單純得多。我心裡在和上帝討價還價：「能不能讓我罹患的，是這種簡單的疾病？」明明知道這種狀況很罕見，但多麼希望：「就是這個了！」

我的耳鼻喉科主治醫師雖然了解我的期待和僥倖心態，仍然很溫和、卻也很明確地對我說：「院長，我恐怕，你的狀況是沒有這種機會（真菌感染）。」其實我心底哪會不知道這種渴望只是自欺欺人？但當我的身分由醫師變成病人時，我也同樣產生了這般不切實際的期待。

醫界常發生醫病同命的詭異「魔咒」，在某些科別表現特別傑出、投入的醫師，未料最後竟真的罹患其主治領域的癌症或腫瘤，最為人所知的是台北榮總前副院長盧光舜醫師。曾有「天下第一刀」之稱的盧醫師，是國內胸腔外科耆宿，有著開創新局的重要地位，不料，最終自己也因肺癌辭世。我們馬偕醫院極為優秀的腦神經外科黃福昭醫師，也不幸在四十五歲那年罹患腦瘤病逝。

這樣的例子不勝枚舉，是醫界最無奈、也最無解的謎題。我曾自嘲，我是「婦產科」醫師，絕不會得婦科癌症了吧。豈料，上帝把「婦」字挪走了，一樣讓我這名主治「癌症」的醫師，罹患了「癌症」。

原來，這就是病人的心情

癌症百百種，其實仍有善惡程度之分。在副鼻竇腫瘤之中，最常見的一類是「扁平細胞癌」，這是一隻癌症中的「猛虎」，因為這類癌症侵襲性和破壞性極強，需要廣泛性切除，甚至可能傷及顏面外觀。在等待切片報告出爐之前，我內心是極為恐懼與不安的。

「我會變成《歌劇魅影》裡半面毀容的『魅影』Phantom 嗎？」因為若真是扁平細胞癌，最壞的結果，我將可能失去右半邊臉，而且即使付出毀容代價，都可能無法控制這個凶猛的癌症。

諷刺的是，在生病不久前，我在路上遇見馬偕護校第一期畢業的產房老同事，幾十年不見，她遠遠見到我就開心地大喊：「楊大夫。」然後這名熱情的同事不停誇讚我，年輕時多麼「玉樹臨風」。

老同事或許是溢美之詞，然而，一旦我真失去了半邊臉，這樣的讚美之語，即便是出於禮儀都將難以說出口。

我失去生命之前，要先失去容貌。儘管已過六旬，年老體衰，我仍難超脫這皮囊包袱，我承認，我仍然愛「面子」；何況那些在盛夏之齡，因為各種疾病、傷患而導致顱顏或身體形象損傷的人們，生命遭受到何等的重擊？我從醫四十年後，才認真思考這些病友的處境和心情。

狂風巨浪前的寧靜

思緒像在狂風中飄蕩的風箏，不受控地四處飛竄，最好的期盼，已落空；最壞的可能，仍存在。我唯有祈禱，讓自己定下神來，一切交由上帝定奪。至少，我在第三次警訊出現時，已上了上帝使者遣來的船隻，船會漂向何方，都有其旨意。

感謝老天，並沒有折磨我很久。我的病理科同事們加快處理，第二天切片報告出爐，證實我不是最壞的那個結局——不是可能要廣泛手術的扁平細胞癌，而是相對溫和的Ｂ細胞淋巴癌，不僅可以由化學治療控制，不必手術，通常對藥物的反應也不錯。

我搭上的這艘船，看來應會順利靠岸。看完切片報告後，我和主治醫師們討論了治療策略，然後回到院長室，繼續上班。心緒漸漸落底，透過處理例行公務，我讓自己慢慢恢復生活「常軌」。

但那時我並不知道，其實在靠岸之前，還有一段暴風怒海席捲的考驗。再溫和的癌症，都存在致命的威脅。上帝欲教導我、磨練我的事，並不只是虛晃一招那麼單純。

在這次治癌的旅程中，得把自己的身心靈鍛鍊、昇華到另一個自己沒有預想的層次——這是走到了最後，我才體悟出的道理。

院長就醫的原罪

走過試煉

生病讓我深刻感受到，病人在接觸高水準醫療前，更需要的是體貼溫暖的態度、真誠的尊重和關懷。如果沒有能力和信心把自己的醫院變成病人就醫最好的選擇，我如何能代表這家醫院去面對病人？

尋求最好的醫療資源和自己最信賴的醫療團隊，是每個病人就醫的基本權利。但對於一所醫院的管理階層，特別是身為「院長」，任何醫療選擇都無法單純只代表個人，而必須考量到醫院最大的利益及角色。

在疾病面前，我們這等被視為「醫院高層」的分子，反而可能失去一般人享有的「選擇權」。

絕不帶著院長頭銜到他院治療

在我的副鼻竇腫瘤病理切片出爐之前，必須動大手術的扁平細胞癌可能性尚未排除。一旦真的需要動大手術，不僅必須長時間治療、復元，生命也可能立即受威脅；為了尋求最合適的醫療，也不排除需要轉至他院動手術。當時我腦海裡做出的第一個決定是：如果我因此而必須到他院就醫，將立即辭去上任九十三天的馬偕院長一職。

我向我的同仁們宣示：「我絕對不會帶著『院長』的身分，到別的醫院做治療。」過去，醫院不是沒有主管階層因罹癌，而悄悄到他院尋找他更為信任的治療前例，我個人覺得，做為一個「病人」，這是人之常情。但我身為代表馬偕醫院的最高主管，生病時，若對自己服務的醫院都沒有展現出信賴，如何面對每天那麼多到馬偕醫院就醫、把健康託付給我們的病人和家屬？

這或許並非妥適的做法，我也不認為要成為每個人比照的標準，因為事實上，各醫院的發展確實各有專精。但我對自己服務的單位表達忠誠的觀念，或許承繼自先父，當年父親罹甲狀腺癌住院時，仍在台北市長任內，因併有骨轉移需要動手術，當時為了選擇醫療團隊也是斟酌再三。

但若真是扁平細胞癌必須做的大範圍顱顏手術，國內能夠處理的醫療團隊確實屈指可數，其中，長庚醫院在這個部分表現是極為傑出的。

在我病後，與我家三代交情、也曾在馬偕醫院任職的長庚醫院耳鼻喉部頭頸部腫瘤科主任陳一豪醫師，曾來探望我，也表示願意為我動手術。某大醫院甚至有人預言：「楊育正會來我們這裡治療。」

為「癌症不代表絕症」做最佳註解

我坦承，自己內心天人交戰。在醫療專業上，我相信老同事陳醫師的團隊，會為我的疾病創造最佳的治療成果。但在另一方面，我心裡有個聲音提出反對：「如果沒有能力和信心把自己的醫院，變成其他病人就醫最好的選擇，我如何能代表這家醫院去面對病人？」

所以我只有兩個選擇：要不就是以「院長的身分」，在自己的醫院動手術；要不就是以「一般病人的身分」，選擇去他院就醫。如果是後者，那即表示自己將卸下院長一職。

所幸老天垂憐，病理報告出爐，不是這種最為困難也最棘手的癌症，而是內科治療即可處理的B細胞淋巴癌。馬偕醫院的醫療團隊們也展現了優異的醫療水準，在醫療方向或判定上都與世界最新的觀念同步，協助我一次一次度過難關，充分為「癌症不代表絕症」做了最好的註解。

全方位提升醫院治癌設備

院長親身罹癌，對醫院規畫及重點發展，倒是有了與就醫病家最感同身受、切合需求的感觸。在我的病程告一段落後，便與團隊著手規畫提升及補全馬偕醫院在癌症照護上的缺口，投資建置當代最好的兩床碘131病房、骨髓移植病房，及闢建更溫馨、高品質的癌症日間照護中心。

碘131病房，專為甲狀腺癌病人而設

碘131病房是專為甲狀腺癌病人所設置的。過去馬偕接獲這類病人，都必須轉到他院。這些病人其實為數不多，投資這個病房，幾乎注定是無法回收，然而，卻是一所醫院在癌症照護上不應缺少的一塊。

由於接受放射性碘照射治療的病人，全身都會帶著放射線，相關的排泄物、衣物，甚至病人本身，若沒有辦法確定放射線已消退到安全範圍，一旦流出或與外界接觸，會有輻射污染的顧慮。

但在碘131病房裡，病房完全隔離，護理人員以自動送藥系統送藥，不會接觸到病人；病人的排泄物也會集中收集、儲存，待放射性自然衰退到安全範圍後再做處理。

並設有監測系統，病人只要站在病房內的儀器前，即可掃描偵測身上的放射線量，同步傳輸到護理站。

這個病房在二〇一三年的年底完成後，我們醫院立即有一名癌症科的醫師使用上。照護病人如員工，也讓員工不幸成為病人後，能以我們的醫院做為治療的第一選擇，這是我督促自己努力的方向。我很慶幸，這位醫師不必面臨與我相同的難題。

骨髓移植病房，補全硬體缺憾

馬偕醫院無論成人或兒癌的血液腫瘤內科治療，成果一直極為優異。但若病人的狀況需要進一步做骨髓移植，由於院內一直沒有規畫骨髓移植的空間，便不得不將病人轉至他院。

當我對我們的血液腫瘤科醫師林炯森說：「我們來把骨髓移植病房蓋起來吧！」五十五歲、已進入中壯年的林醫師又期待又怕受傷害地回應：「院長，不要再戲弄我啦！」

林醫師之所以會出此言，是因他為了發展骨髓移植，已經準備了十五年之久，從還是滿頭青絲的少年郎就帶領此領域的團隊出國進修學習；等到了已冒出白髮，一身功夫都還沒能派上用場。而在這期間，醫院對於年輕醫師的相關技術訓練也從未間斷。

萬事早已俱備，遲遲欠缺硬體病房設施這個「東風」。

但這一次，我不讓醫師再由黑髮等到白頭，更不讓他們一再要滿臉抱歉地請病家轉院。骨髓移植病房已開始動工，預計二〇一五年初就會完成，相信林醫師領導的馬偕血液腫瘤科骨髓移植團隊，能成為十八般武藝皆完備的頂級團隊。

癌症日間照護中心，體貼、便利又溫馨

除了醫療設備、技能之外，對於長年都要進出醫院，化療期間更是把醫院當家裡灶腳來去的病人及家屬，還需有體貼、便利與溫馨的環境。於是一個環境良好、服務時間彈性的癌症日間照護中心，已成先進國家及癌症醫院的趨勢。

現在許多化療已發展為門診治療或一日住院，但病人不是仍得花一天時間來住院，就是得請半天假到門診注射、觀察，因為門診五點後就關門，設計不夠貼心。

為了騰出一個空間做癌症日間照護中心，不僅集中治療、空間人性化，也能提供晚間注射，我們的行政團隊在我所倚重的張文信副院長帶領下，絞盡腦汁，讓台北、淡水空間大挪移：先把淡水呼吸照護病房區擴大，再將台北的呼吸治療中心整併到淡水，空出來的地方就是將來的台北癌症日間照護中心。即便牽一髮動全身，工程浩大，都必須做到。讓癌症病人往後甚至可以正常上班，晚上下班後再來醫院化療，更有助於讓癌症成為可以兼顧生活品質及生活秩序的慢性病。

把頂尖的設備及環境建置到位，自然能吸引一流的人才投入，讓馬偕成為「最好的醫院」匯集的聚落。癌症是目前威脅人類健康最大的禍首，提供最完備照護能力及配備

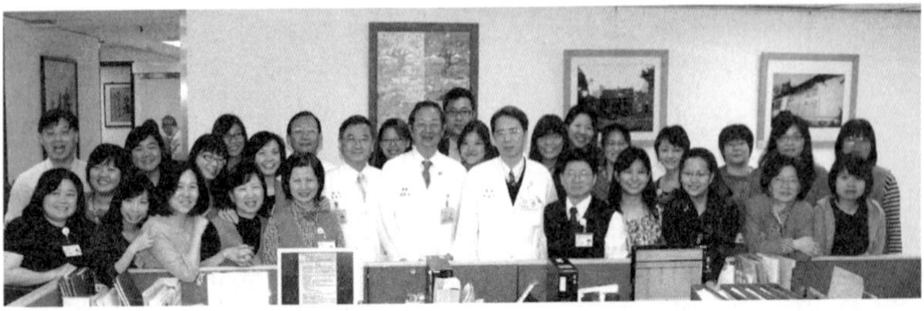

的醫療機構，才具有一流醫院的資格。

讓「自己人」也能安心治療

羅癌給了我許多生命價值的啟發，也指引了我在醫院經營、管理上的方向，讓馬偕醫院不僅是病人醫療的最佳選擇，更要讓我們自己上上下下員工及親屬，一旦有醫療需要時，也能毫不遲疑、安心選擇自己的醫院治療。

我也不諱言，因為身分特殊，在馬偕一切的治療和照護，都是最體貼、最及時的。但生病讓我深刻感受到，病人住進醫院後，在接觸高水準醫療的治療前，更需要的是體貼溫暖的態度、真誠的尊重和關懷。病後，我不斷勉勵同仁，我們除了在醫療設備和技術提升上做努力，更要把這裡變成一個溫馨的就醫環境，讓病人也如我們自己人一樣，在這裡能夠放心、安心就醫，這才真正算是高水準的醫療團隊。

恐怖的黑函攻擊引爆癌症

走過試煉

「誠實正直」是我在遺囑中所留的唯一家訓，如今，我竟被指控造假、欺騙，對我而言是最受到污衊的事。或許他們意圖奪走的只是我的位置，但讓我痛苦的是，他們奪走的是我一生最自豪的清譽。

「為什麼罹癌的會是我？我是個好人啊！」

生病的初期，這樣不平的情緒確實有段時間一直纏繞著我。我很難平靜接受的，不是生病本身，而是生病前一年我所遭遇的種種不堪的中傷與攻擊，令我低落鬱卒，或許才種下了我的病因。

無數權力鬥爭引發的黑函暗箭，四面八方射向我，面對這無處申訴的委屈、憤慨與忍耐，最後等到的竟不是「遲來的正義」，而是「罹癌」這個再被追加一棒的二度傷害，我彷彿真成了被打至谷底的落水狗。

長年繁重的醫療工作，雖然讓我的工時比一般人長、睡眠時間比一般人短，但我自認一直兼顧到健康維護。長達八年的時間，為了陪伴關節漸漸退化、氣力漸衰的母親運動，我每天早上五點四十分就陪老母親到中正紀念公園走四十分鐘，也藉此強化自己的體能。

早有研究證明，抑鬱導致情緒低落，會影響身體免疫系統。罹癌，我想與自己那段時間的鬱卒，脫不了關係。

抑鬱可能引發癌症

在我接任馬偕總院院長的前半年，二〇一一年六月二日，馬偕醫院第十五屆董事會正式宣布不再續聘原任院長之後，當時身為醫院資深副院長的我，便開始不斷受到如雪片飄來的黑函攻擊。

我一生承蒙長輩提攜，病人、學生厚愛，雖非德高望重，一路行來也備受尊重。不料年屆六旬，竟遭遇這輩子最大的阻難與不平。

當時，我原本負責的十幾個醫院相關委員會幾乎全數交付去責，僅餘一個醫學教育委員會，甚至「不必」參與許多醫院重要會議。曾有一回，祕書發了開會通知給我，我一到場，竟然遭到當面由列席名冊上除名請出，這般幾近羞辱的待遇，在我近四十年醫療生涯中從未有過。為了醫院工作的和諧，我一口往肚裡吞。

更讓人心冷的是，那些無中生有、無事生非的中傷、污辱，有些甚至來自年輕時，一路在醫療學習道路上一起打拚、奮鬥的同伴。權力欲望，竟能讓人心蒙塵、情誼翻覆至此，著實讓我心碎。

我捫心自問，一生坦蕩行事，從未不義待人。但也自我檢討，是否年輕時盛氣凌人，相信真理愈辯愈明，自恃就事論事，忘情論述而言詞太銳利、鋒芒太露，坦率地指責、糾正而傷害了他人卻不自知？

我記起同學兼好友葉泉成醫師不只一次對我直言：「楊育正，你的個性太容易給身旁的人帶來壓力了！」我感謝有這樣不吝予我諍言的好友，就如卡內基所說：「採集蜜蜂別踢翻蜂巢，粗糙的批評不但不會改變事實，反而只有招致憤恨。」

多年來，我認真修剪自己的稜角，在時間淬鍊下，如同被海浪磨平的岩石，雖然自認已漸能學習圓融待人、成熟溝通，然而，或許早年傷人的言語種下惡因，如今嘗到了苦果。法國作家安東尼．聖修伯里說：「傷及別人的尊嚴是有罪的。」這種傷害最難癒合。我只能說服自己全然接受一切冷暖際遇，並在人的盡頭交託給上帝。

論文造假的指控，傷害了全家人

然而，前仆後繼的黑函，確實一封一封都像利刃刺進我心，這樣暗處的中傷，能對誰說明？在我被董事會正式遴選為繼任院長前後，這樣的攻擊鬧上媒體版面，阻我前途、毀我名譽的企圖十分明顯。一家週刊刊載了我「百篇論文」造假的投訴指控，傷害由我個人擴至我的家人。

父親一生為台灣社會人民奉獻心力，廉潔清白備受肯定，傳承父親的風骨及我們家族的名譽，是我對自我一生的砥礪與核心價值。「誠實正直」四個字，是我在預立的遺囑中留給孩子們唯一的家訓。我曾在自己的日記本裡寫下：「當人們聽我如此說，希望我的孩子們真的看到我這樣做。」

如今，我竟被指控「造假」、「欺騙」，違背我楊家清譽的罪名，令家人、子女在外人面前可能遭受異樣眼光，對我而言是最不堪、最受到污衊的事。或許他們意圖奪走的只是我的位置，但讓我痛苦的是，他們奪走的是我一生最自豪的清譽。

最令人啼笑皆非的是，週刊指控我造假的「百篇」論文，原本是我做為一名四十年資歷、三十年投身研究的醫療老兵，過往少數覺得十分「汗顏」的成績，更遑論其中我個人掛名第一作者的論文僅有三十餘篇。

任何對醫界有點了解的人都知道，許多教授級或資深研究者，可能三、兩年內就能達到這個數量，更有與我資歷相當的學者，甚至可以繳出較我高出五倍、十倍的論文成績，如今竟被人拿來質疑「爆量」，真不知好氣還是好笑。

我於一九九六年到二〇〇八年任職馬偕醫學研究部，可以自豪地說，是一手將過往以臨床服務為導向的馬偕醫院，開創建立起研究機制與架構，並由散在性研究發展到主題式研究、由個人的研究進展到團隊研究，期間從未以特權要求掛名屬下的論文，每週安排固定時間到研究部工作，親身參與研究及討論，提供研究方向、想法和促成計畫。離開醫學研究部時，也是揮揮衣袖完全「裸退」，未保留任何個人資源與位置。

現代醫學科學論文都涉及基礎科學研究，常常需跨科別合作，並不受限於研究者的臨床專科。指控者質疑我身為婦產科醫師，為何能涉及眼科、骨科、血液腫瘤等領域的研究，完全不了解許多基礎研究是採用各部位取出的細胞株，進行機轉研究，當然是跨科通用，連這等毫無醫學常識的質疑都能提出嘲諷，令我無言。

這封黑函指控內容，在媒體曝光之前，其實也曾投遞至醫院董事會。在院長遴選董事會上，十五名董事分別提出詢問，所幸雖然幾名董事針對投訴抹黑點的指控提出疑問，但在我逐一說明下，董事會能理解我的處境及提出的證據，最終仍在院長遴選的投票後，任命我接任院長。

面對抹黑，不在人前辯白

對我而言，我所在意的不僅僅是行政職務上的程序正義，對於廣大我所不認識的人們，或相識卻未深交的朋友，我無法逐一對他們仔細說明、釋疑，媒體報導可能成了他們認識我、評斷我的唯一佐證和依據。

我確實留有很深的心理陰影。好一陣子，只要進入一個會議或活動會場，見到場內原本高聲談論的人們，突然噤聲不語，我便想著：「他們是不是原本在議論我？」行經醫院走道時，本來聚在一塊兒說笑的同事，見到我走來突然四散分開，我會想著：「他們是不是對我不以為然？」

我的家人、孩子們，這段時間沒有問過我一句，他們從小看著爸爸的言教、身教，深信爸爸是言行如一的人。但我知道，他們出門在外，也正遭遇與我同樣的煎熬。

每日到醫院上班，與那些背後中傷我的人共事、相處，仍要求自己不能失去風度。《聖經》的話語：「手扶著犁向後看的，不配進上帝的國。」這是我在全院員工前的許諾。而我座位背後的抽屜，卻塞得滿滿都是黑函和相關公文，包括多件檢察官直接不予起訴的函件。我感謝我當時多年忠心的祕書，不僅陪我走過如此崎嶇的道路，更將各樣攸關的文件，極為有效地整理成了完整的檔案。

我的理智能把這些不公不義放在一邊，盡自己職務的本分與責任，全心一意地擘畫醫院前景；但我深知理智無法控制潛意識，我明白，自己內心深處充滿挫折、沮喪。

混亂之中，突顯最核心的意義和價值

不過，在媒體不實地披露後，許多可愛的學生和同事們紛紛表示願具名作證，還各自「認捐」每一個疑點，為我的學術與名譽澄清，如炎涼世態中的暖流，融解了我一度冰涼的心，讓我確信良善人性才是常態，也確認四十年來自己戰戰兢兢的為人，非有心抹黑者可以全盤污衊。

於是我冷靜思考，如果一件事費心處理能有所改變，便該盡一切力量積極去處理。如果投入了所有資源，包括時間、精力、情緒都無濟於事，便該將它放下，雖然它仍在潛意識裡影響我的情緒。此時我格外慶幸自己是有信仰寄託的人，我決定自己不在人前辯白，真心仰望我信仰裡的上帝，從信仰中沉澱這千思萬緒。

「這是最好的時代，也是最壞的時代；這是智慧的年代，也是無知的年代；這是信仰的紀元，也是懷疑的紀元；這是光明的季節，也是黑暗的季節……」

我想起狄更斯（Charles Dickens）在《雙城記》中多麼具有啟發性的引言。我們如今也面對同樣荒謬而衝突的時代，然而混亂的時代，正合適思考那最核心的意義和價值。

我衷心盼望，無論大眾媒體或人際傳播，我們的社會都不要再衍生這種混淆是非、人云亦云的荒謬。

人言可畏，不公不義的輿論如利刃，可以致命。我的罹癌是一例，希望不再有人受此毒害。

我用自己的身體，試驗新的化學治療

走過試煉

我親身經歷了每一項過去施於病人身上的治療，也親身體會了每一種治療會產生的身心不適與影響。這一切肉體、精神的折磨與痛苦，都助我在「成為更好的醫者」的修練之路上，謙卑前行。

在病理檢驗確定罹患B細胞淋巴瘤後，電腦斷層、正子攝影等影像檢查顯示，我的淋巴瘤有六公分，有七成的機會可以用藥物控制，勝算不低。和我的醫療團隊共同討論治療策略時，我做了一個大膽的嘗試，採用當時國內可能還無多人嘗試的，強度最高的十四天高劑量化療療程——即以四種藥物組合、十四天打一次。

是的，我用自己的身體，做了一次對自己的「人體試驗」。

一般的化療療程是二十一天進行一次。然而，當時我看到德國的報告，十四天內密集施打，把施打密度調高，治療效果更佳。我的主治醫師、血液腫瘤科林炯森醫師也早已看過德國的資料，但因為尚未有台灣的報告，這種高劑量的療法對於台灣人的體質是否合適？有無同樣的效果？都是未知數。不過可以肯定的是，藥物劑量愈高，併發症和副作用勢必也愈大。

林醫師決定支持我冒一次險。不只是因為我對癌細胞的了解，明白在起初面對較大的腫瘤時，一鼓作氣密集打擊或許勝算較高；更是因為我身負院長職務，十四天一次、縮短時間的療程，對於行政職務執行的影響，或許會降至最低。

兩個月急遽瘦了十一公斤

化療期間，我仍然照常辦公，但我沒有想到，化療的副作用那樣強大，它吃掉我的肌肉、奪走我的聲音，我幾乎是每天靠著意志力支撐不斷顫抖的身軀，甚至每回都會經歷一次大約七天完全失聲。

化療藥物中有一種高劑量副腎皮質荷爾蒙，是一種類固醇，它一開始使人精神亢奮，然後會漸漸讓人體中樞肌肉萎縮。我一開始做化療時，精神狀況很不錯，每次在病房打完藥物後，就回到辦公室處理公務。

然而從第五天開始，出現了很特殊的副作用——我完全失去了聲音！這在臨床上較少見，但我真的是一句話都說不出來，這樣會持續七天；前後六次化療，沒有一次例外。而中樞肌肉也一次一次萎縮，讓我的體重在兩個月內由八十公斤急速降到六十九公斤，縮掉了十一公斤。

我還記得在第二次化療期間，由於白血球數目回升，我自認免疫狀況不錯，還出席醫策會舉辦的「兩岸院長論壇」，接在國內醫院經營管理最突出的長庚醫院引發現場熱烈反應的分享之後，我以沙啞的聲音，硬撐著上台講完「傳統價值，當代經營」主題，闡述馬偕醫院與一般財團法人醫院不同的核心價值與使命，如何在結合傳統的價值下，推動現代化的經營。

當時，外界對我生病之事還一無所悉。講畢，我聽見台下傳來如雷的掌聲，內心暗自竊喜的卻是：所幸，他們沒有看見我顫抖得如「貓王」的雙腿。

做個稱職的病人

過去二、三十年來，我細心提醒我的癌症病人們，要如何注意自己的體溫、體重、血壓與尿量等變化。如今，我也每天提醒自己：每天早晚量兩次體溫和血壓，記錄自己的飲食、用尿桶小解以便測量排尿量。經過這些臨床考驗，我可以自豪地說：我不只是一個稱職的醫師，也是一名稱職的病人。

但是再怎麼認真，都沒辦法百分之百地預料到藥物會在自己身上產生什麼樣的作用，有些副作用是普遍性的，有些副作用則有個別性差異。像是治療淋巴癌在化療的同時，得配合高劑量的類固醇，除了讓我的肌肉萎縮，還為我帶來血糖升高的副作用，這是化療病人都該注意的——特別是採高劑量類固醇的淋巴癌病人；但我的反應確實特別顯著。

由於類固醇會影響醣類代謝，曾讓我的血糖飆升到每百毫升超過兩百多毫克，遠遠超過飯前一百、飯後一百四十的標準值。於是，我在替病人打針四十多年後，也第一次把針扎在自己的皮肉上，每天得打四次胰島素，我把自己的身體分為四個區塊，每次注射不同部位。

我真的像參加了一場自己當初想策畫的「安寧病房體驗營」一般，參加了一場「癌症化療體驗營」，親身經歷了每一項過去我施於病人身上的治療，也親身體會了每一種治療會產生的各種身心不適、會對生活造成的影響，甚至還「加碼贈送」。

脊椎穿刺引發了劇烈頭痛

我的淋巴腫瘤在副鼻竇，位置接近腦部，但由於腦部有血腦屏障，化療藥物不容易進入中樞神經，若有癌細胞，恐會遺漏，因此必須以脊椎穿刺把藥物直接打入中樞神經內，我前後做了四次。

一次，做完脊椎內化療後，我突然出現劇烈頭痛，那種疼痛不是忍耐、變換姿勢或吃止痛藥可以緩解的，我只能全天臥床平躺。後來發現，是因為脊椎注射造成硬脊膜破洞，讓腦脊髓液滲漏所致；要補上這個洞，一般便是打入自己的血液，利用血液在脊膜處形成血塊的特性，先補上破洞，堵住脊髓液，再慢慢等待自體修復。

過去，我們替不少剖腹產的產婦都是施打脊椎麻醉，有時會引發脊膜因破洞而致脊髓液滲漏，引起嚴重頭痛，常需注射自體血液於穿刺處「補破網」，堵住脊髓液滲流。我竟連這個部分也徹頭徹尾體驗了一次，這才明白，那些媽媽們是在忍受如此令人痛不欲生的折磨，展現出為母則強的韌性多麼強大。我這名男性婦產科醫師，也終於可以大聲說：「這種痛苦，我知道！」

在試煉之路上，謙卑前行

我是一名虔誠的基督徒，生病之後，除了在經年醫療訓練的科學思考中尋求解答，更深刻地尋找靈性層面的省思。罹癌、抗癌對我而言，是一條試煉之路、恩典之路，更是學習之路。我的心全然貼近受苦的心靈，我學習放棄自我，全心仰望神。

多年前讀到關於聖法蘭西斯（St. Francis）的記載，他向神祈求讓他親身經歷耶穌基督在十字架上的痛苦，並在痛苦中體驗上帝救贖的大愛，據說神就照他所求應允了他。這個傳說經義大利畫家喬托（Giotto di Bondone）畫成如今羅浮宮的名畫《Stigmatization of St. Francis》。

於是我向天父上帝祈求，求祂在試煉的路上，再一次讓我深刻地學習愛人如己，祈求祂進入我心裡、鑒察我，看我裡面有什麼惡的，洗淨我，讓我真心跟隨、服事。

如果經歷這一切肉體、精神的折磨與痛苦，旨在教導我更貼近生命、體察人性，提升一名醫師關照眾生時更深刻、平撫苦難時更同感，我會平靜接受這一切天賜的磨練，驅使自己在「成為更好的醫者」這條修練道路上，謙卑前行。

淋巴癌的標準治療藥物

淋巴癌的標準治療藥物組合為「R-CHOP」（Rituximab＋CHOP）。Rituximab是一種抗ＣＤ20（Ｂ細胞表面抗原）的單株抗體，可藉其與ＣＤ20抗原結合，引起免疫反應，達到消滅淋巴癌細胞的目的，是一種相當有效的標靶治療；CHOP則是四種化療藥物的縮寫。

假髮和憂鬱症

走過試煉

癌症難纏，不只在於對身體的殺傷力，「心理戰」更可能是抗病的成敗關鍵。面對時而出現的負面思考，除了家人協助，自己也要學習如何面對——過去我怎麼對病人說，現在，我就照著對自己做。

和多數癌症病人一樣，開始化療後，我也有掉髮問題。特別是第二次的化療開始後，頭髮掉得厲害，就像情節老套的電視劇畫面，隨手一抓，頭髮就是一把一把地落。

本來還以自己年過五十，頂上仍茂密如林為傲，竊喜沒有被多數男性最苦惱的雄性禿找上，沒想到，卻讓癌症奪走了我的「秀髮」。

結婚多年，妻子是我的專屬理髮師。

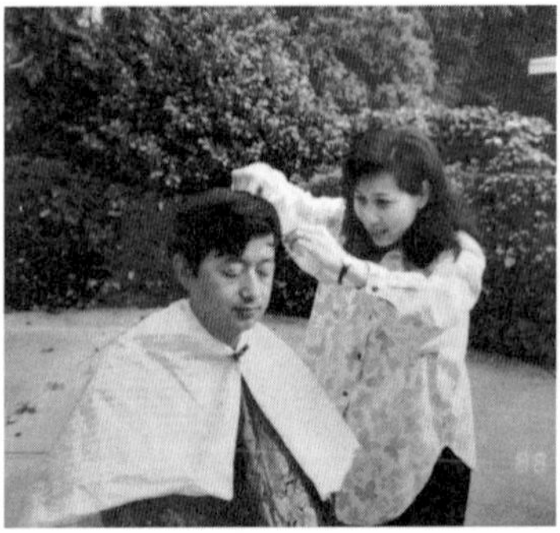

花一百元，在醫院理髮廳剃光頭

一天下班後，我關上電腦、收好文件，聽完祕書提醒隔天的行事曆後，走出院長室，搭電梯到了地下室的醫院理髮廳，這是我在這家醫院服務近四十年來，第一次下班後來光顧。老闆娘莊太太可算是我的老朋友，她見我進門應是有點詫異，但沒顯露出來。

「院長好！」她輕聲招呼我。「麻煩妳幫我理光。」聽我這麼說，莊太太沒有多問一句，只是看了我一眼，然後默默拿出電剪，三分鐘內幫我理去這三千煩惱絲。醫院的理髮廳收費真的很便宜，這顆光頭，只花了一百元。

我在大七畢業前一個月結婚，此後，妻子佩親就是我的「頂頭」上司，我的頭髮向來歸她管，數十年來多半都由她親手修剪，這是多年來第一次由外人打理我的髮型。

醫師娘的全然理解與包容

很多人羨慕「醫師娘」，但我知道，當醫師的妻子十分辛苦，並且要能夠獨立生活，她得把丈夫完全「捐給」病人，連週末假日、過年過節都不能「爭」。多年來，我每天早上五點多起床開始工作，吃晚餐的時間往往都在晚上九點了。

佩親也曾和每個妻子一樣，希望丈夫能多一點時間在家陪陪家人，也擔心丈夫太過操勞。有一次，她忍不住對我說：「為什麼要把自己弄得這麼忙？你能不能量力而為？」那天是星期六。

隔天，星期天一早，我帶著她一起到醫院查房。我說：「妳陪我去看一下我的生活。」當她見到一個又一個重症病人看到我時，是那麼需要我，從此再沒有抱怨過。對於這些受疾病之苦的人們，我們當醫師的多一點點的付出，便能給他們多一絲絲的慰藉，唯有我們可以辦到，也是我們應該要辦到的。

妻子如此體諒、包容我，但我回報她的又是什麼呢？

讓妻子看到我「最好的一面」

一直以來，我都謹記老師藍中基醫師給我們的忠告，做為一名婦產科醫師，特別需要注重「儀容」，裝扮得宜才能讓醫病關係更明確，態度不會流於輕佻惹議。因此，從我成為婦產科大家族的一分子開始，每一天，我都梳裝整齊、穿著體面地到醫院工作，外人和病人見著我，都是光鮮亮麗的模樣。

這也讓我一直誤解，自己仍瀟灑文雅如年少時，沒考慮到最親密的床伴，實則每天都在忍受我的另一面。一日清晨我醒來，見著鏡子裡的那個男人，如此滄桑憔悴、皮囊衰敗，我被自己的模樣驚嚇到；然後我才想到，我枕邊的妻子，原來每天見到的都是我如此不堪的模樣。之後，我要求自己每天要比妻子早起，梳洗整潔、整裝完畢，不再委屈妻子容忍我「糟老頭」的樣子。

但終究，最難看的一面，能夠坦然面對的人，還是只有妻子。在我剃光頭後的第二天，佩親陪我到八德路上一家頗具規模的假髮專賣店，挑選假髮。

我這才知道，假髮最大的市場之一就是癌症患者。而且業者服務真周到，不僅可以送洗，還可以做造型、修剪。我也覺有趣，想想不如乘機換個新造型，特意挑了一頂很年輕的新髮型，自己攬鏡時，還愈看愈滿意，覺得非常時髦。佩親在一旁見我好生得意，沒說什麼，由著我自己選。

生病後，與院內同仁開心合影，頭上戴的正是假髮。

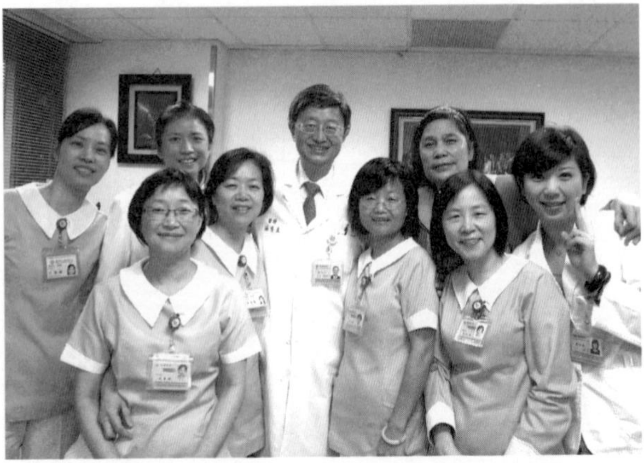

過了好久，我熬過了六次化療，身體也由各種藥物摧毀、殘害中逐漸恢復。直到我的真髮重新長出來，不再需要戴假髮後，佩親才老實跟我說：「當時你的那頂假髮啊，真是醜斃了！」我才知道，原來戴上假髮希望掩飾化療讓形體走樣、不讓身旁人覺得難受，特別是我之前發誓要拿出「最好的一面」相待的老婆，還是在忍耐我最醜的樣子。

坦承自己潛意識裡的脆弱

癌症難纏，不只在於對身體造成的殺傷力，其實很多「心理戰」更是抗病過程中容易忽略、卻有可能是攸關成敗的關鍵。

在化療之後，我的心理狀況進入「悲傷情緒」中的第五個階段——接納自己生病的事實。戴上假髮、把化療造成的樣貌改變減緩到最輕微，是提振自己的精神，也是顧及周遭人心裡的感受。

我直接對決的不只有外形上的掩飾，我也直視自己心理上被疾病噬食的缺口。我對自己坦承，儘管在理智面上我能接受疾病、我能正向看待、我能維持正常的生活及工作節奏，但我深知理智對於潛意識是無能為力的。

直到現在，我有時仍會突然湧起一陣莫名的恐懼，像是忽然跳入一個黑洞裡，被幽暗陰森團團圍住，對於明天，似乎毫無把握。即使仍擁有妻子口中「形同昏倒」般異常好睡的本領，久久也會半夜一身冷汗驚醒，並非夢了什麼恐怖的情境，而單單就是一種純粹的「慌張」。

我勇敢地不逃避自己的「脆弱」，我開始服用抗憂鬱劑，一直到今天，仍然持續。保持穩定的情緒，是抗癌的必要條件，然而，這確實非自己的意志力就能辦到，當必須藉助藥物時，並不可恥，而且是必要的，我很願意和大家分享。

治癌黃金組合：醫療、家人和自己

在我病前不久，正好看到我們醫院的精神科主任方俊凱醫師，與陽明大學生物醫學影像暨放射科學系黃正仲教授共同進行一項研究，在小鼠模式下證實，特定血清胺抗鬱劑能增強小鼠的活力、抑制大腸癌腫瘤生長，檢測出了細胞素變化，甚至延長罹癌小鼠的存活時間，抗憂鬱劑可能有助於提升免疫力，有助癌症控制。

顯見，癌症的發生與治療，都十分繁雜精細，我是醫師，永遠相信科學證據。

我目前服用的是一種ＳＳＲＩ（Selective serotonin reuptake inhibitors，選擇性血清素回收抑制劑）類的抗憂鬱劑，那不只有情緒穩定的效果，我更將其視為我的抗癌治療組合之一。我也會如此建議我自己治療的癌症患者，但確實並非所有病人都能接受，有些人仍對服用精神科用藥有偏見，回應「我不需要」，然後繼續憂鬱，十分讓人心疼。

事實上，一年多前，我曾試著停藥。停藥兩週後，我那莫名的恐懼又湧現，有時在一天忙碌行程的一個小空檔，便會見縫插針，對自己身體輕微的變化極其神經質。唾液腺突然有點不舒服時，便會懷疑是否腫瘤復發？例行抽血檢驗出現細胞異形化，其實只是化療的正常反應，需要時間慢慢修復，以我的醫學背景對這些狀況十分了解，情緒正常下不會太在意，但恐慌席捲而來時也會心神不定。我成日把注意力放在自己健康的議題上。

所以，我又開始乖乖地服用抗憂鬱劑。我是醫師，知道用藥利大於弊時就應該採行；我也是病人，應該要選擇對疾病控制、或因疾病造成身體變化最有利的治療方式。

過去，我常對病人解釋，癌症治療最佳組合就像是巨形的「鼎」，它有三條腿：醫療團隊提供治療、家人的支持，還有自己要站起來。外界及內部的支持要包括生活上和精神上的支持，不可諱言，癌症病人時而會出現負面思考，除了家人的從旁協助、引導外，自己也要學習如何面對。

當時我怎麼對病人說，現在我就照著對自己做，並且樂於和大家分享：是的，我需要服用抗憂鬱劑，而且反應良好。

在全院大禮拜公布病情

走過試煉

我創下了馬偕首位院長向全院員工公布自己罹患癌症的紀錄。我萬萬不願意自己的罹病成為院內的流言耳語，我有義務要向一起為醫院打拚的同事交代自己的健康狀況，也期許自己應樹立這個示範。

我向來是個寡夢的人，過去自我安慰，我的人格塑型與人生目標在成長過程及白晝時分，已充分梳理妥善，無須再透過夜裡作夢對潛意識進行整理和補償。然而，二〇一二年四月十七日晚上，我難得有一個深刻且清晰的夢，醒來後，我在記事本中寫著：

昨天夢見我和許多智慧人士聊天，受益良多，他們都不認識我，聚會的最後我告訴他們，你們必將再與我相遇，因為我是……「Superman!」一躍而起，進入蔚藍天空，翱翔天際，然後歇息在水邊。

這是什麼樣的啟示啊?!

那一天，是我將進行第二階段化療的開始。

那一天，也是醫院每週例行的大禮拜，我做了一項這所歷史悠長的醫院創立一百三十多年來的驚人舉動——我創下了首位院長向全院員工公布自己罹患癌症的紀錄。在大禮拜上，我向全體馬偕同仁說明自己的病情，同時懇請大家固守馬偕，願神帶領我。

懇請同仁攜手，固守醫院

當天一早，約有兩、三百名員工出席大禮拜，這是馬偕這所基督教醫院的美好傳統。禮拜結束後，我在台上對著同仁說，經過診斷，我罹患了淋巴癌，所幸上帝憐憫，這種癌症有百分之七十的機會可以控制，我在接受治療期間，也不會鬆懈怠忽自己的職務。

我也與大家互勉：再一個多月後，我們就要接受醫學中心和教學醫院的醫院評鑑，這是醫院極為重要的一役，我們唯有同心協力，一起奮力躍升。同時我也向大家保證，雖然醫院才經過院內新、舊院長交接，但絕無新、舊朝代派系問題，大家都是馬偕人、都是一家人，必須一起攜手為維護醫院的名譽努力！

我在就職後即曾向同事們宣誓：從當選院長開始，就放下一切「競爭」，即刻開始「做院長」，如果有人發現楊育正回過頭去清算、鬥爭，刻意排擠、壓迫任何人，我請求大家鄙視我、唾棄我！

三月底我確定罹癌後，兩個因素曾讓我慎重考量自己的去留：一是「若病情需要，得去他院治療」，我必要卸除院長之職；二則是面對五月將至的醫院評鑑，「若因病無力率領全院同仁通過考驗」，我也必須要將院長一職讓賢。院長一職並非私人權柄，該是為醫院服事的職責，能否挑起擔子，是唯一考量。

我萬萬不願意自己的罹病，成為院內暗處流傳、臆測的流言耳語，我有義務要向跟我一起為醫院打拚的同事交代自己的健康狀況，我也期許自己應勇敢面對，樹立這個示範。

迎向醫院評鑑的挑戰

由於淋巴癌治療的勝算高，又只需要內科治療，期間我雖然因藥物副作用，在每次為期兩週的化療及標靶藥物療程中，會有一週因嗓音受影響而無法發聲，所幸醫院行動醫療網的建置，得以讓我不中斷職務，無論住院或在家休息，都能處理公事，帶病亦能與同仁一起打拚。

醫學中心評鑑確實是醫院最大的挑戰與事工，我們沒有失敗的餘地。這不僅僅關乎一旦醫院由醫學中心層級除名，立即要面對有形損失，保守估計財務影響至少減少一成，因為健保給付依醫院層級分級，醫學中心各項目的給付較高。

更無法承受的是各種無形損失，除了對醫院營運的影響將連帶擴大之外，過往馬偕的開拓者及前輩們一步一腳印奠定下的名聲、品質的根基，以及民眾對馬偕的信賴，都可能動搖，萬不能在我們的手裡破敗、沉淪。

但一次醫學中心的醫院評鑑共有兩百三十八項，教學醫院評鑑有一百六十七項，加總共有四百零五個項目之多，從醫院硬體設備、人員配置、發展指標、服務品質到核心價值……鉅細靡遺地放大拿出檢視，並且要整理出從評鑑起算前兩年的資料佐證。

我的病，把全馬偕人的心黏合在一起

醫院評鑑是現在由政府成為醫療單一買家的全民健保體制下，所有醫院發展最重要的「大會考」，正常狀況中，碰上每四年一次的醫院評鑑，得花上足足一年來準備。

然而，二〇一二年的醫院評鑑，對馬偕而言是有史以來最嚴峻的挑戰。由於前任的領導團隊與董事會間某些目標上的落差，讓準備工作未能全面啟動，我在前一年十二月底正式接任，立即要面對不到半年之後的評鑑，再碰上自己的癌症來找碴……

雪上加霜，是原本外界理所當然預料馬偕所處的狀況。但連我自己都意外的是，我的病，竟像一支強力黏著劑，把馬偕全體上上下下的心，快速又緊密地連在一起；也像一把熊熊烈火，瞬間燃燒起馬偕人的熱情與雄心。

「馬偕不能輸！」這股氣勢在院內升起。「院長生病了，都沒有停下來，我們怎能放棄?!」我何其有幸，能有這麼一群可愛的同仁們體貼的心。每回我在醫院評鑑相關會議上分派的任務和訂定的目標，與會同仁總是奮力達成，而且是「拚命」地去達成。

「因為院長也在『拚命』！」會後大夥打氣的擁抱，餘溫仍一直在我的胸膛沸騰。我辦公室每天都會接到卡片，每一張都是我

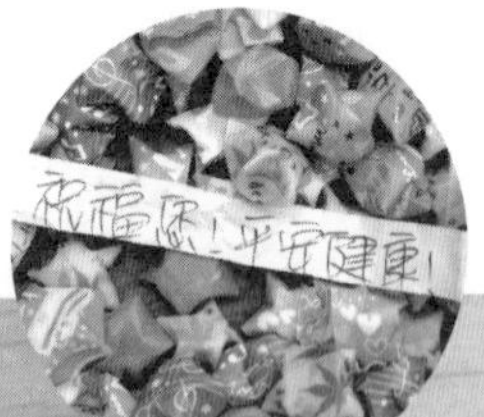

同仁們摺出的每一顆星星，都是我最好的抗癌標靶藥。

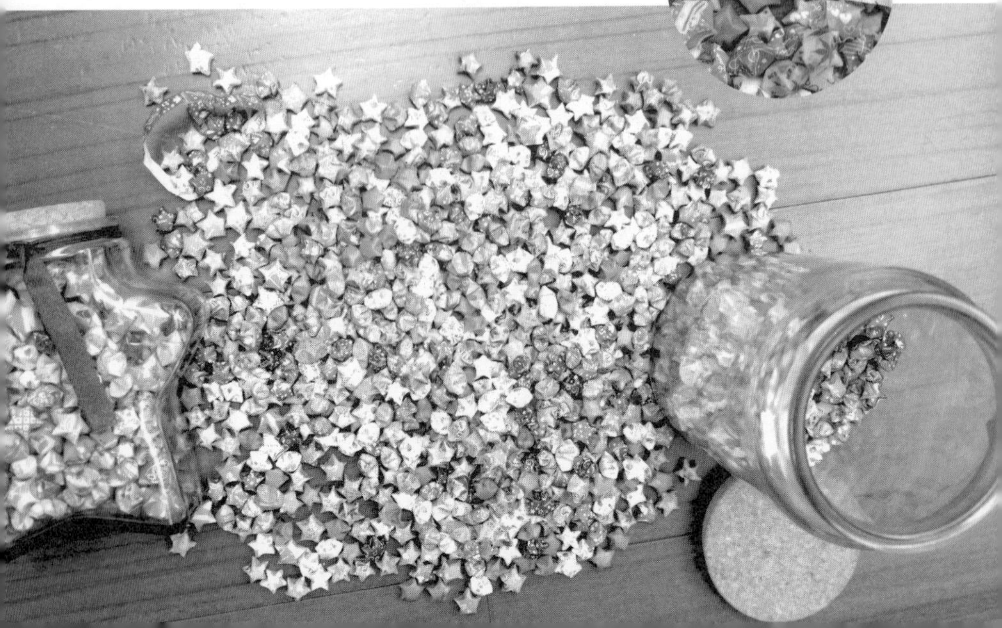

從醫生涯最珍貴的「證書」，證明我的生命充滿恩典；護理同仁更利用下班時間親手摺出千顆小星星，每一顆星都是由一顆真心寫下的祝福小語，我相信那亦是助我抗癌成功的標靶藥。

啊～我如何能不「拚命」！為了這個有著令人無比驕傲歷史的醫院，為了這群仍相信傳統價值而願毫無保留效力的同仁。

我們辦到了！馬偕人辦到了！

連續三天的實地評鑑順利通過，評鑑委員在最能反映醫療品質的「醫療照護組」中，只給我們一條意見，希望我們轉給次級醫院診所的病人可以再提升、努力。第二階段的口頭報告，對於配合國家衛生政策的社區服務、公共衛生、醫療外交等任務，馬偕當然毫無疑義地全力以赴、全面落實。

事後我聽聞，評審委員在馬偕實地評鑑後，即發出「馬偕的士氣好高昂」的驚嘆！我以我的同事為榮，更以我服務的醫院為榮。

這些年多少不為人知的風風雨雨，我們心急、我們心慌，不容許再有時間蹉跎。我深信每位願與馬偕共榮辱的同事，都有同樣的焦慮與危機意識，因而願意扛起自己那一塊磚、一根椿，拉動醫院前進的輪。願意重新歸隊的張文信副院長，便是其中一人。

文信有傑出的工程長才和使命必達的卓越執行力，讓他三十郎當就被拔擢，曾是醫學中心最年輕的副院長。十五年前，卻曾遭遇流言蜚語，最後不明不白、又無可澄清地黯然而去。我經遴選出任院長後的第一件事，便是致電給他，邀請他回來馬偕。

「我的家人不會同意的。」家人心疼他的委屈，不願他再回到曾經是非之地。但當我上任不久遭黑函投訴到週刊的報導出刊後，當晚便接到他主動來電：「院長，我願意和你一起努力！」

這是馬偕還他清白和公道的時刻，也是我們當為一手栽培我們的馬偕揮走陰霾的時刻。文信是我的小巨人、大天使。

我的每個同仁都是我的小天使，陪伴我穿越黑暗，在黎明來臨之前，我清楚看見，自己遭遇一切的磨難考驗，都是為了迸發更巨大的能量，而能去到一個更美好之境界。

一躍而起，進入蔚藍天空，翱翔天際，然後歇息在水邊。

我的那個夢啊，或許我了解了夢境密語裡暗藏的啟示！

與死神的兩次交手

走過試煉

生與死之間，是那麼接近，我們「這一邊」的人，清清楚楚看見生命的句點，就在目光所及之處等待著我們。每一天，都可能是一個戛然而止的終結，卻也是一個重新奮鬥的開始。

生命就存在於「呼吸」之間。

我們常這麼形容，能呼氣、能吸氣，便能活下去。這不只是文學上優雅的修辭，也符合醫學上的定義。但直到我真的體驗了一回呼出了氣、卻「吸不到氣」的時刻，才驗證這個說法不是「形容詞」、不是「名詞」，生與死當真就是隔著微弱一口氣的鄰居。

人工血管，我也有一個！

為了方便化療的藥物注射，癌症病友身上都會有個人工血管，那就像是癌友身分驗證的「IC晶片卡」一般。我也有一個，就在我的鎖骨下方，是我們醫院優秀的外科同仁替我做的，手術過程非常靈巧、順利，我在局部麻醉配合鎮定劑下，全程神智清晰，無痛無感。

我記得，做完人工血管後第一次化療期間，一回我在走廊上遇見芳櫻。她是早年護校出身的資深護理人員，曾是我在婦產科的好拍檔，我們年紀相當，是馬偕「老同學」，後來她轉任行政工作。

那天，她一臉愁容，令我心頭一揪。問了後才獲悉，我們竟然又成了癌症病人的「同學」。芳櫻也罹患了癌症，正為了要做人工血管以及之後要面對的治療而憂心。

我立即拉下了我的衣領，露出了人工血管手術的疤痕，跟她說：「我也有一個！芳櫻，不要擔心，一切會順利的。」她這才略略舒眉展容，手術前緊繃忐忑的心情放鬆了些。

我和癌症病家站在同一邊

照護婦癌病人時，我便是勤於查房的醫師，我了解病家渴望見著醫師的說明與關心。生病後，我更常到病房走動，尤其是探望住院的員工。我意識到，自己有了另一個身分，不是帶著職責去巡房的「主治醫師」，不再是站在對立面的那個冷靜的白袍者。

此時我再來，身上帶著與他們同樣被疾病鞭笞的苦難與血痕，我不單是因職責去關心，而是用親身經歷去分享與聆聽。他們也深知，我是真的能夠感同身受，不是以醫療角度、不再只是言詞安慰，我是與他們站在「同一邊」。

我們「這一邊」的人，清清楚楚看見生命的句點，就在目光所及之處等待著我們每一天，都可能是一個戛然而止的終結，卻也是一個重新奮鬥的開始。

不幸地，芳櫻的句點畫上得很快。而我自己，也曾經兩度險些墜入盡頭的深淵。

併發肺囊蟲肺炎，我吸不到氣

第一次行至崖邊，是我第五次化療後，我併發了肺囊蟲肺炎，這是常見於免疫力極度被壓抑的愛滋病感染者身上的伺機性感染，早年被認為是一種寄生蟲，近年被認為比較接近黴菌。它就是一種專門「欺凌弱小」的病，若不及早用對抗生素治療，將一步步奪走呼吸，讓人「吸不到氣」，呼吸衰竭而亡，死亡率可達百分之二十到五十。

是的，我體驗到了那種險些要窒息而亡的恐怖。

那天，我做完化療，繼續辦公，下班回家後，有點微微的喘，並覺得房裡很熱，特意把冷氣溫度調低。妻子進房後摸摸我的頭，嚇了一跳說：「你的頭很燙耶！」立即替我測量體溫，一量，竟有攝氏三十九度，我驚覺不對，立即回到醫院。

同事第一時間先幫我照了X光，發現肺部有點地方刷白、出現不正常變化。再做高解像力電腦斷層，證實是肺炎，並立即判斷出應是肺囊蟲病的感染。由於我採行的是短天數、高劑量的化療配合標靶治療的療程，身體免疫力壓抑到極低的狀態，而讓這個病有機可乘。

整整一個星期，我的血中氧氣飽和度都只有百分之九十左右，甚至常常更低（正常人是接近百分之百），我必須戴上氧氣罩才能順暢呼吸，氧氣流量甚至需要用到每分鐘四公升才會稍微舒服。氣喘、發燒、血氧濃度起起伏伏，罹癌以來，我第一次對於治療有了不確定感。

原來，戴上氧氣罩甚至使用呼吸器的病人，心情是這般忐忑。吸不到氣，令人極度不安，我終於略略體會到所謂生命終點是怎麼回事。當呼吸不再是那麼理所當然時，生命便會中止，一吸、一呼……而當一呼後，不能再吸氣時，一切就歸零。生與死之間，是那麼接近。

此時，我也發現口腔黏膜長了厚厚的白膜，是免疫力低下的人又一常見的念珠球菌黏膜炎。

感謝馬偕胸腔內科的同仁，溫文細心的林榮祿醫師以精準快速的判斷，第一時間就正確診斷，用對了抗生素。經歷了七天喘得難以呼吸、彷彿進入死亡陰影下的惡夜叢林後，漸漸地，喘息減緩了，氧氣又在身體裡跳舞，生命穿越了漆黑的森林，光，灑了進來。

我，重新掌控了呼吸，重新掌控了生命。

敗血症的前奏

我以為這便是最嚴峻的考驗，顯見對於生命、對於癌症，仍太過自信，也太過小看了。預計六次的化療療程，在完成前五回合後，我相信高劑量的藥物應已殲滅了體內癌細胞，但保險起見，仍應要把療程完成。而對於治療過程中會出現的失聲、血糖升高等種種副作用，我的身體與心理已習以為常，因此很輕鬆就完成了第六次療程。

二〇一二年七月一日，做完第六次化療，又度過兩週的危險期後，我想自己該可以領到「準畢業證書」了吧？加上醫院評鑑安然通過，身心都放鬆了，整體狀態極佳。我過著非常規律的生活、規律的運動，工作上更從年輕時的量事而為，到近年來的量時間而為，再變成量體力而為。

熬過了酷夏，送走了秋天，天候漸涼的十二月，某日我又有了異常的「躁熱感」，經過上回的經驗，我對體溫變化更加敏感，妻子佩親一樣警覺地替我量了體溫，不太妙，又發燒了。幸好精神、呼吸都還平穩，但仍然不能輕忽，我立即到醫院報到。

你要走了嗎？你就這樣要走了嗎？

這次進展太快速了，人一到醫院後不久，病況急轉直下，開始全身畏寒，忽冷忽熱。半夜後，全身顫抖得厲害、血壓開始往下掉，狀況來得極為猛烈，護理人員進來替我量血壓，「量不到血壓！」驚呼一聲後，嚇得立即跑出去叫值班的住院醫師進來。

太明顯了，這種情況過去我不知在多少病人身上見過，每一回都是我最不願意見到的，忽冷忽熱、血壓急速下降……這是「敗血症」。我瞥見年輕醫師有些遲疑、緊張，恍惚中，我聽見自己對他說：「點滴全開！」

事後我才知道，那天的值班醫師一見病人量不到血壓，這是千鈞一髮、可能立即休克的危急狀況，已有些緊張；再往上一看，病床上躺的人竟是院長！他更是不知所措。我能體諒這孩子，醫療經驗就是透過無數突發性、緊急性、艱難性的個案中累積，醫師也是在這一次又一次的考驗中成長、茁壯，進而獨當一面，甚至引領時代。

很快地，主治醫師到醫院來，立即施打類固醇抗組織胺和抗生素。事後抽血報告顯示，當天我的白血球只有兩千（正常是四千到一萬）、免疫球蛋白也低，這代表細胞免疫力和體液免疫力都極低，而後來血液細菌培養出嚴重的格蘭氏陰性克雷伯氏肺炎桿菌。

佩親見我臉色忽兒青、忽兒白，全身抖得如狂風中的枯葉，再聽到護理人員驚呼：「量不到血壓！」心情慌亂了起來，在旁忍不住啜泣，頻頻喊著：「你要走了嗎？你真的要走了嗎？」

「不要哭了，妳去一旁祈禱吧！」我對佩親說。

「我要走了嗎？」我也想知道答案會是什麼。但我也曉得，這是一場拔河、一次審判，體液、藥物與張狂的細菌力抗，我的命運則在上帝手中斟酌，而且將會是「立即」宣判，沒有商量餘地。

不是全輸，就是全贏

敗血症像是蝗蟲入境，在我免疫力低下的體內，細菌毒素讓身體釋放出大量的細胞素，使得血管大幅度擴張、體液不足，血壓下降。如果不能讓輸液快點補進體內、藥物發生作用把細菌壓下去，它們便會全面占領，進而妨礙組織灌注和養分輸送，然後造成器官組織傷害或衰竭，甚至死亡。

這是五十對五十的戰爭，不是全輸，就是全贏；不是完好存活下來，就是立即被帶離。檢驗報告顯示，這是克雷伯氏肺炎桿菌，一種格蘭氏陰性菌敗血症，與我的主治醫師在第一時間的研判相符，這代表上天對我慈悲，因為醫師第一時間就用對了藥，正確使用了能抑制這種細菌的抗生素，在這場時間角力的對抗賽中，治療搶得了先機。

果然，細菌毒素沒有在我體內繼續擴大。約莫兩、三個小時後，我的血壓漸漸穩定，一陣風強雨急的雷雨包，似乎從我頭上遠去，又回復到風平浪靜。佩親也安定下來。

「啊！原來上帝還沒有要我走。」

家人，是人生最珍貴的資產

狂風暴雨止歇，身體仍需要藥物持續加持、休養。這回住院期間，勞心勞力的佩親竟感染了諾羅病毒，嚴重上吐下瀉，也成了病人，被帶到另一個病房隔離。

佩親是我生活最大的支柱，在我病後，尤其感受到她對我的重要，也才發現她在兒女成家後，如何由空巢期的失落找到重心，讓生活豐盈而精彩，她畫畫、她唱歌，她有許多相互支持的人際網絡與同好。

大半輩子，我們的家庭生活都以我的工作為軸心，她犧牲自己原本很穩定的國中美術老師的工作，全力成全、配合，守著一雙子女，如此理所當然。然而，我除了把自己全數奉獻給醫院和病人，在可以回家好好「配合」她的退休之前，竟先帶了「癌症」回家，把自己和自己的病一併再丟給她。在家庭角色中，男人確實常是自私又脆弱的那一個。

有時我會向她撒嬌：「如果我一直表現良好，退休後能不能讓我也加入妳的活動？」

那幾天，我們隔著病房，只能靠著電話以言語互通，心裡突然有股心酸：我這一生在職場或社會上若有任何可自誇的成就，其實都及不上有一個可以相依偎的老伴。

家人，是人生最珍貴的資產，當人生走到了末端、當死亡近在眼前，你會更加知道——不，不僅是知道，是深刻體會。

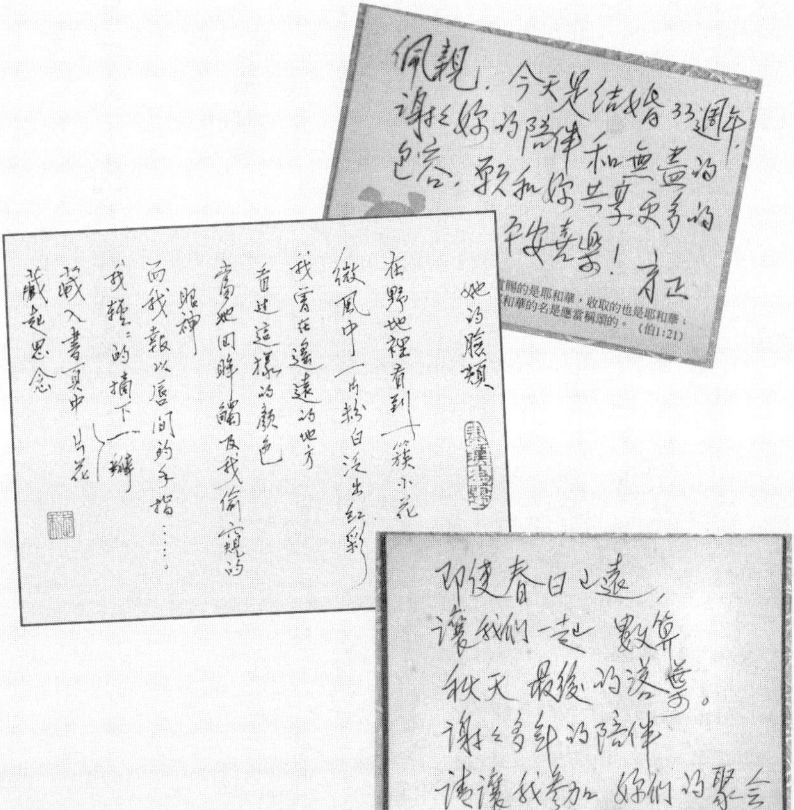

結婚週年，送妻子感謝卡；心有所感，寫詩贈愛妻。
我的愛，適時、及時，也隨時表現出來。

如果有一天，我不再醒來……

走過試煉

如果有一天，我不再醒來，我真的沒有遺憾，因為該說出口的「愛」，我都大聲地說出來了，而且，不厭其煩地重述。對親愛的家人勇於「表白」，讓我不害怕突然的告別。

抗病的過程中，雖然曾有低落或病況突然轉危的衝擊，但我自始至終心裡多半時間都很篤定，那是超越我在醫療專業的認知，除了來自我的信仰之外，更多是來自於自己長期的「準備」。因為我對親愛的家人勇於「表白」，讓我不害怕突然的告別。

這期間，我接受到好多啟示，從白晝的日常生活、從夜裡的罕見夢境。當然，這些細微而巧妙的各種感應，只有信者恆信。

多年前，我赴美探望哥哥時，和他聊起父母的狀況，也提到父母很掛心他在外地的發展。大學畢業就負笈他鄉，一直不在家人身邊的哥哥突然感傷地說：「育正，我羨慕你可以和爸媽這樣貼心，無話不說，但請千萬不要把我遇到的大小狀況告訴他們。我不在他們身邊，很多事無法對他們解釋，分隔兩地，只會徒增老人家的憂慮。」

大哥、大哥！您可還記得？您可知道我當時是如何的感動?!

孩子，請別為爸爸擔心

哥哥這話語重心長，我一直放在心裡。當我確定罹癌時，一開始也決定先不告訴遠在美國的兩個孩子，便是不忍心他們使不上力而自責、擔心。

我只是寫信給女兒凱雯，請她幫我在美國購買可緩解化療黏膜傷害、有助修復組織的麩醯胺酸（glutamine），美國價格比台灣便宜許多。凱雯是多麼聰慧的孩子，又有生物科技的背景，立刻敏感地來信問道：「爸爸怎麼了？生病了嗎？」

孩子啊，爸爸怎麼捨得你們在遙遠的地方為爸爸掛念？我隨即回信給凱雯推稱：「爸爸只是拉肚子。」不久後，凱雯再來信說，將返台一週，我知道，病情是隱瞞不住了。之後，兒子定家也帶著孫女兒Dena回來了。

一家人不是浸淫在悲傷的情緒中，反倒是孩子們帶給我極大的喜悅，他們給了我抗病的最佳禮物——凱雯和定家的妻子竟然同時宣布：「有喜了！」這喜事不僅來得巧合，更屬「難得」。

女兒和媳婦有喜，鳥兒也來生蛋

凱雯自小就十分有主見，看媽媽一生為家庭付出、奉獻，一心一意放在孩子身上，她早早立志絕不做「傳統主婦」，結婚前就向大家表明：「不生孩子！」做為她的父母，沒有選擇，只能全力接受自己孩子的性格和選擇，但心底仍不免有點小小遺憾，並替這孩子捏了把冷汗。所幸，凱雯有福氣，進了非常好的婆家，也能包容她的想法。

這次回來，她對媽媽說：「哎喲，真奇怪，我好像『有了』。」聽在我和妻子耳裡，這根本是天大的幸運，根本是恩典奇蹟了。

好事接二連三。為不孕所苦的媳婦，在馬偕胡主任和不孕症團隊的努力下，順利有了我最可愛的小孫女Dena，還想著要再添個孩子，第二度做試管嬰兒也順利成功了。而

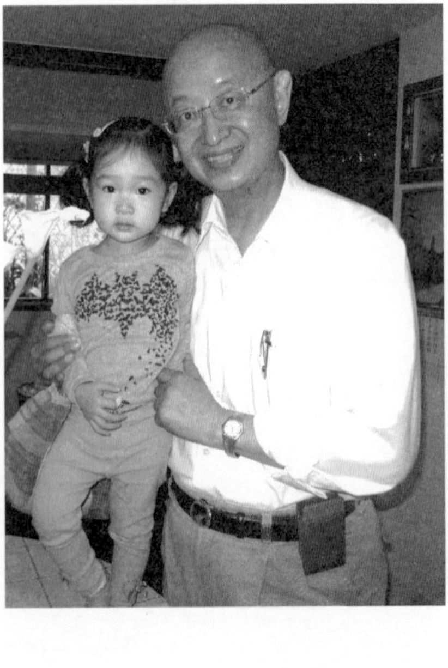

癌症治療期間，可愛的小孫女是最大的慰藉。

且，女兒、媳婦的預產期算來竟然是同一天！

天父上帝的恩典啟示不僅於此，我家裡陽台的桂花樹枝椏間，那時還飛來了白頭翁，辛勤地銜來一枝枝的乾草，幾天內完成愛巢，然後就在這裡下蛋、孵蛋，孵出兩隻小鳥，一片生氣盎然，三喜臨門。我笑著對妻子說：「現在我們這個家裡，除了妳之外，所有『母的』都有喜了！」

若以癌症離世，是一種恩賜

我四十歲就留下遺書，對子女從不隱飾心情，也不吝於表白，即便罹病後，我也沒有需要再特別「交代」的話語。但我真是萬分欣慰，能擁有足夠的福氣，看見自己的人生因為孩子們將生命傳遞下去，而更圓滿、無憾。孩子們一直都知道，我有多愛他們，我有多愛這個家庭。

成長過程中，保守拘謹的父親不太顯露自己的情感，一直到生病、罹癌後，才開始學習對兒女展露依戀，直到臨終才把「愛」字說出口。在我自己成家後，便早早立志，要讓兒女感受到自己的心意，所以他們是在我不吝於「談情說愛」之中成長，對於父親的感性毫不生疏。

但我仍必須說，人若終將與自己最親愛的人說再見，以「癌症」做為生命告別的終場，其實是一種恩賜。有人會輕率把「痛快」掛在口邊，以出車禍或心臟病一下子就離開、沒有痛苦和拖磨為期待。然而，連一聲「再見」都沒說，真的不覺遺憾嗎？真的沒有欠了家人一句「我愛你」，真的沒有什麼還來不及交代嗎？

癌症提供了一段「時間」，可以思考前半段漫長人生有哪些沒說出口的話、沒有交代的事，可以及時彌補；哪些事再重新來過，可以處理得更圓滿。人生總有些事情要我們去完成、有些事情需留下記憶，當年錯身而過的、一起成就的，或是未能完成的事，癌症，給了我們「第二次」的機會。

若能以這個角度來看，罹癌擁有「不留遺憾」的祝福，它其實就不會是一種折磨的「詛咒」。

在我生病後，只就一件事與妻子正式提出討論，我檢視了自己的財務狀況，感謝多年來在醫院工作，讓我有穩定的財務，我知道即便我走了，妻子未來的生活無虞，這是我對她犧牲自己事業、盡心守護家庭、成就丈夫唯一的回饋。

我生活向來簡樸，腳上穿的是阿瘦皮鞋、手上戴著雜牌手錶。我只交代佩親，不要想著以錢滾錢、聽信人做什麼投資，財務愈單純愈好，生活即可穩當安定。

我們終將重逢，不再分離

記得結婚二十五週年那天，我趁著佩親出門時，在家裡費心布置，以盆子裝了水、點上蠟燭、擺放了一地的石頭和花束，當她進門時吟誦：「如花之燦爛、如水之清澈、如石之堅實、如火之熾熱，便是我對妳的感情！」佩親進門後大哭。

我和佩親早已安排好身後事，一起買好了夫妻塔位，在相鄰父母的地方。買了塔位的那天，我寫了一首小詩給她：

如果有一天我不再醒來，請不要哭泣。
我們已完成了上帝的一首詩，
願神賞賜我們所信，
在彩虹所布之處，
我們終將重逢。
天上地下，
不再分離。

病後，我把這首詩找出來，再傳給她一次。

如果有一天，我不再醒來，我真的沒有遺憾，因為該說出口的「愛」，我都大聲地說出來了，而且，不厭其煩地重述。

我的抗癌養生祕方

走過試煉

我的抗癌養生祕笈並不稀奇，與我一直以來對自己病人開出的「處方」完全一致：化療期間多吃紅肉，病況穩定後多吃野菜；還有，我不是「幾乎」每天運動，而是「絕對」每天運動。

「楊大夫，你都怎麼調養身子？」許多人都好奇地問我。人們看到抗病成功的個案，彷彿都在期待有一個神祕、特殊，甚至奇特的方子，當中還不乏高知識分子，這總令我覺得不可思議。具有科學根據的醫學研究及現代營養學觀點，是最嚴謹、最廣泛的原則，反而讓人覺得不夠「稀奇」。

然而，我的「養生祕笈」可能得讓期待另類偏方的人失望了。我真的心口如一、即知即行，沒有一丁點兒藏私，罹癌後的養生策略，與我一直以來對自己病人開出的「處方」完全一致。

多年來照顧癌症病人，我見過太多人誤信偏方、放棄正統治療，任由可能的機會流逝，不僅沒有爭取到所謂的奇蹟，反而令生命終點提前來臨。我是一名醫師，雖然有基督教的信仰支撐我解析生命的哲理，但在醫療上，我百分百依循科學精神和原理。

化療期間，多吃紅肉

臨床上最常見到的抗癌謬論就是：罹癌後立刻改吃素，認為這樣才能排除身體的毒素。事實上，癌症病人的飲食應有階段性的策略，吃素沒有問題，吃肉也沒有問題，但在不同治療階段和恢復狀況下，蔬食和肉食的比例和需求，各有不同。

手術後和化療階段的癌症病人，需要維持體力和提升免疫力，如果單靠蔬菜，對體能和營養的需求都可能不足，若因而造成營養不良或貧血，還會影響化療成效。因此，全素飲食或生機飲食，在癌症積極治療階段並不合適。這個階段的熱量要夠，蛋白質攝取量更不能少。

尤其是我所罹患的淋巴癌，同時採取了高劑量化療加上標靶治療，免疫力被抑制得更厲害。和免疫力最有關係的營養素是蛋白質，所以我在化療期間吃很充足的紅肉和深色蔬菜，必要情況下也補充維他命，全方位提升自己的免疫力。

愛和友誼補身也補心

然而，化療確實會造成胃口不好、食欲不佳，一旦吃不下東西，就什麼營養都攝取不到。我感謝妻子這段期間在烹調上的費心，常常變換口味，使我能夠對食物燃起興趣，讓那些我身體亟需的養分，進到我的體內。

更令我感動的是，住院期間，學生、同事、親友和祕書，還輪班替我準備食物。一名多年前罹患腦瘤的摯友，當年是我領著他就醫、和妻子一起照料；此時角色互換，躺在床上的人變成了我，照料的人由他接替。

他日日以傳統方法蒸煮滴雞精，即便在酷熱天氣裡，家裡整天如蒸籠般氤氳氤氳，仍為我送上一碗最鮮醇營養的雞液，直到我病況緩解的半年之後，這才停止。這手工雞液，不只補了我的身，更暖了我的心。

在病榻上的歲月，腦子更特別清晰，心也特別沉靜，我檢視、反省自己過往的人生，有些事或處理得未能周全，有些剛愎性格經由時間洗滌才漸漸圓融。然而這些單純美好的友誼讓我心安，我想，我這一路，一定也有做過了什麼「好事」吧！

漫漫的化療過程中，我能兩次熬過肺囊蟲肺炎和敗血症的恐怖偷襲，除了醫療團隊完美的診斷和用藥，自己的身體能挺得住，這些親友們的「補身又補心」，真的功不可沒。

病況穩定後，多吃野菜

二〇一三年初，距最後一次化療半年多之後，我的抽血檢驗報告顯示，血球數目、球蛋白都恢復正常，顯示免疫力已回升。我這才啟動了第二階段的食療，策略由多肉、多蛋白質，轉而多素、多纖維質。

我把菜單裡原本為了預防貧血而常攝食的紅肉拿掉，換上了少量低脂的白肉；加上我一直以來血糖仍有一點偏高，也嚴格控制碳水化合物攝取量，每餐主食分量降到六分滿。

但我初期絕不生食。儘管免疫力回升，癌症病人的體質仍禁不起各種感染症的考驗，生食中若有病菌、寄生蟲等未清除乾淨，一般人可能是小事，在癌症病人一旦發生，即有可能是大風暴，這種風險不必要去承受。

我的蔬食來源很有點意思，我敢聲稱是百分百純淨、無污染、沒有農藥，因為都是來自朋友親手栽種的，他們不為商業供應，純粹是自食以及與友人分享。二十多年前認識這群朋友，開啟了我醫療圈之外的世界，他們領著我走入田園，享受山林的美好，回頭想想覺得感恩，原來上天早已在我身邊安排了這些「天使」，協助、引領我修復健康。

好友帶我走進大自然

我的兩個種菜好友，一個在淡水、一個在八里。住在淡水的「阿富」何金富，是台灣社會新農業革命的吹號人物，他與留日碩士賴青松，在宜蘭員山鄉首創「穀東俱樂部」，以企業股東概念引入農業，由民間「認穀」集資、統一耕種不施藥的天然稻米。我也是當年「穀東」一員，家裡餐桌上的白米飯，便是這樣友善土地下的收成，進入我的體內，也「友善」了我的身體。

阿富當年自己在淡水金龍橋下租了塊地，栽種各種蔬菜，三不五時就供應我高麗菜、白蘿蔔，我和太太許多的週末假日，都在阿富家吃自產的菜、唱卡拉OK、爬爬郊山，阿富是引我由醫院診

蔬菜的清香甘苦，都是大自然最好的禮物。

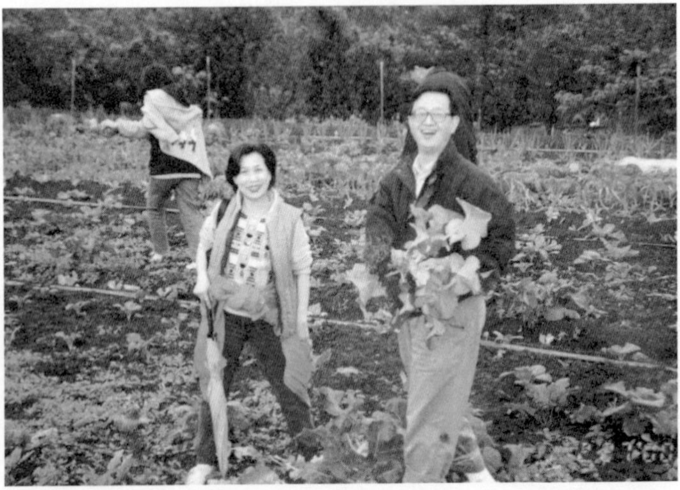

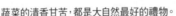

間、病房走進大自然的老師。

八里的朋友種的菜就更有特色，嚴格說來，他根本沒有「種」，而是讓原本就在土地上的野菜自行發展，大鳴大放。那上面常有的是豬母乳（學名「馬齒莧」）、黑甜菜、地瓜葉等等，在城市裡的市場或賣場中不常見，可能有些人還不曾嘗過，其中像是味道有點偏苦澀的黑甜菜，我特別喜歡。

佩親幾乎每個星期都到那裡去現摘野菜回來，往往在流理台前整理半個小時、一個小時，才能洗好一小把菜。有時清著、清著，傳來她一聲尖叫，我就知道，她又在菜裡看到菜蟲了。

我在生病之前，即盡可能在家吃飯，但確實沒有如此戰戰兢兢的，有時忙起來或開刀，就和醫院同仁一塊兒叫外送便當裹腹。成了病人後，飲食上唯一改變的是，三餐都吃家裡，妻子都會為我準備好飯菜，這些菜、飯都是來自我們信任的朋友私房耕種，除此之外，別無珍稀補品。所有的飲食方針，都是過去我教病人的那一套，而自己落實、來一遍，也證明是「有用的」。

身體調理，不外三大要素：吃得對，動得勤，睡得好。生活規律，身體自然有元氣。在這一點上，我要驕傲地說：「我是模範生！」

規律生活連妻子都尊敬

生病之後的規律生活，連少會稱讚我的妻子都不得不說，她尊敬我的持之以恆。

我每天早上五點四十分起床，晚上九點半上床；中午則午休三十分鐘，唯有週日稍稍放鬆一些，早上起床時間會「延到」六點。而我天賦異稟，數數兒不出五十下，必會入睡，從無睡眠困擾。

運動部分，更是沒有「休假」。早年我每天早上五點四十分，就會進行一個「遛媽媽」的運動，陪著母親繞著中正紀念堂走四千步；然後母子倆一塊兒去附近菜攤買菜，是我最懷念的時光。運動健身外，又增進母子的感情，是非常甜蜜的「親子運動」。之後媽媽不慎夜裡起床跌倒、骨折，再無法這樣行走、散步，被迫結束我們維持長達八年的晨運。

之後，我雖然要求自己每天要維持四十分鐘快走，但老實說，沒有「孝親任務」在身，確實時常偷懶。

不過在生病之後，維持自己的健康，亦是一種「愛家人」的義務，再度督促我不能鬆懈。

我固定每天清晨六點前出門，在家裡附近的華山公園慢跑混合快走，維持一到兩公里的分量。生病時，曾有親戚替我做氣功導引，也教了我幾個簡單的招式，我也會每天在家練功，一次大約四十分鐘。

現在我每天慢跑和氣功交錯。如果早上跑步，便晚上做氣功；如果有時因公務行程，早上來不及跑步，便在家做氣功，傍晚再去跑步。

我不是「幾乎」每天運動，而是「絕對」每天運動。維持健康的原理其實就是這麼簡單，困難度只在能否落實。

運動不只是為了提振自己的新陳代謝、鍛鍊體力，而是每天都能讓自己神清氣爽，帶著好的情緒出門，也帶給身旁的人一股勃發的氣息。病態，也就這樣消失了。

病中，塑陶有助我內心平靜。

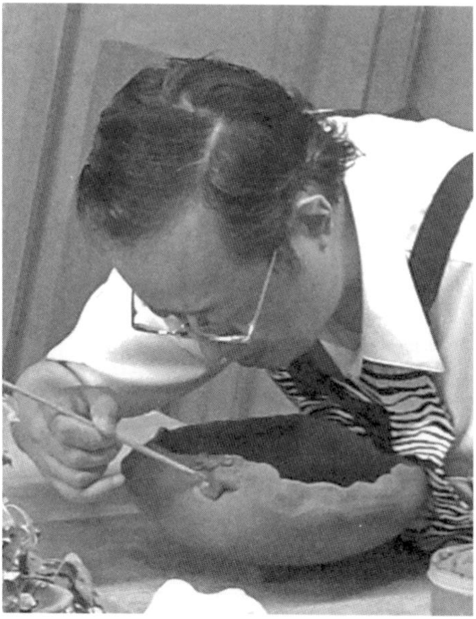

不死也不凋零，門診重新開張

走過試煉

不只是病人需要醫師，醫師更需要病人。是的，我承認，自己離不開我的病人們、離不開最喜愛的醫療工作，它讓我感受到自己生命「存在」的分量，它讓我體會到「用心醫療」真正的力量。

敬愛的楊醫師：

江湖盛傳，您今年八月又將掛牌營運，這可是轟動杏林、驚動萬教的大事呀！好想抱住您的小腿，跪地大喊：「此事萬萬不可！」

因為，實在捨不得見您勞累。雖然，您之前休診的時候，病患們都很徬徨無依。但，將心比心，沒有人捨得見您受苦。門診好累人的，那麼多人求診、那麼多來者不善的病情、那麼多絕望與期望的投射，如果我們都乖乖的也就罷了。但診間裡，就有像我這種聽不懂國語又「番比吧」的傢伙不停折磨著您，若您還要執刀就更辛苦了。

您又是自我要求極嚴謹的醫師，不但醫病，還醫心。您看一個病患，比人家看十個還費心，更何況，您還有全院的院務要管呢！怎麼想，都捨不得您重出江湖呀！

不瞞您說，我曾跟上帝說，不再掛您的號了。因為，您的病人實在太多，雖然您說自己只是支氣管不好，但看著您時不時地咳著，實在很不忍心。我只是個症狀輕微的患者，原不該占用您的時間，可是，一想到要離開您的照顧，就覺得好沒安全感。於是，我自己跟自己說，就算我不掛您的號，您還是一樣滿號啊！然後，又守著電腦，在凌晨0點0分0秒，搶掛您的門診，搶到了，才能安心睡覺。

親愛的楊醫師，我真的好軟弱、好軟弱，也真的很依賴、很依賴您。有時候，我會想：「那些掛到1號的，都是些什麼人？」有一次坐在候診室，終於看到了「1號」，是一位從南部坐夜車上來看診的老媽媽，聽她們的談話，應該是位抗癌已久的純樸婦人。霎時，對自己處心積慮搶掛號的行為，感到十分羞慚。

然而，我還沒能改變自己的軟弱，就聽到您休診的消息了。當時，好自責。所以，您現在要重出江湖，我是真的很想抱住您的小腿，跪地大喊：「此事萬萬不可！」但又怕您轉頭對我說：「撒旦，退到我後面去！」

親愛的楊醫師，我們學校的學生大部分都已滿十八歲，是法律上可以自主的成年人，但遇到休學或退學的決定，學校還是會要求學生出具「家長同意書」才能辦理。您重出江湖是何等大事，是不是要出具「院長夫人同意書」呀？

親愛的楊醫師，謝謝您這麼愛我們，我們何德何能又何其有幸，能遇到神的牧者。您對醫療充滿了熱忱，是我們感受得到的，若您得了神的應許，我們會順服神的決定，也尊重您的決定。我會一直為您禱告，願您無私的奉獻滿有從神而來的恩典。我會克制自己，不去攪擾您，您一定要保重自己喔！一定要喔！

願您平安。

莉馨

Dear莉馨：

謝謝妳如此這般地愛護楊醫師。從前我為他的忘我、只顧病患，非常心疼他的辛勞，也很驕傲他的敬業及慈悲心。這次他復出只看限量門診，不開刀。我會緊盯他的。

謝謝

楊太太

成為醫師是上天應許的恩賜

當我治療滿兩年，身體檢查的血球、免疫力各項成績都「All Pass」，度過癌症復發率最高的頭兩年危險期後，決定重新回到醫療第一線。在生病這段日子裡，最令我掛念的便是，多年來一直把生命交託給我的老病人們。

沒想到，醫院網路門診時間預告才出來，就接到許多老病人的「關切」，來自莉馨的這封信，讓我眼泛淚光。這些可愛的病人，明明期望能依賴我的醫療專業維護她們的健康，卻將我的健康置於她們自己之上，「何德何能」的是我才對呀！

莉馨的信，更讓我確信，成為一名醫師是神「應許」的恩賜，我做我們「應該做」的工作，與一般性職業相較有不錯的報酬，還能獲得無數、無數「額外」的回饋，我們如何能不慎重以對、認真回報？

休診兩年多，重出江湖前，我這醫療老兵也有點「近鄉情怯」，醫療專業當然不會忘，兩年間對於醫療資訊的更新、關注，也不曾鬆懈。但這兩年，醫院已全面無紙化，病歷、處方全部都要以電腦處理，這對我是頭一遭。前一晚心撲通撲通跳，彷彿回到第一次獨當一面開刀時的菜鳥心情，忐忑不安。

她竟願將生命獻給我

看門診第二天，一位總是開朗、亮麗的子宮頸癌老病人，一進診間竟然激動地一把抱住我，在她疾病最辛苦的時刻，我都沒見過她掉下淚，這次她卻帶著淚對我說：「看到楊大夫這麼有精神，我真的非常感動，我願意把自己的生命獻給楊大夫！」

我提醒自己強持鎮定，內心其實在翻騰。轉過頭，對當天跟我門診的 Fellow（研究醫師）說：「你看到了嗎？我們何其有幸，我們怎麼樣的付出，病人就如何回饋，甚至回報更多。」

看完診後，我步出診間，又被一個聲音喊住。我回頭一看，也是一個老面孔——是施老師，她手裡拎了一盒葡萄。施老師的母親二十年前因外陰癌第四期而成為我的病人，這種癌症惡性相較溫和，少有遠端轉移，治療後長期追蹤，狀況一直不錯。施老師專程跑一趟，一個上午一直守在門診外面等我看完診，只為了告訴我：「母親已安詳過世，她生前交代，一定要來向楊大夫道謝。」然後把那盒葡萄交在我的手上。

這些來自病人和家屬的情深義重，才真是人生最大的成就與滿足啊！在過去七、八百個日子裡，我只能待在辦公室，專心對抗自己的疾病、專職擔任一名「院長」時，支撐我不能放棄、召喚我持續往前，一張一張我貼在牆上、收在抽屜裡珍藏的病人卡片，都在提醒著：我是背負特殊使命和受到特別祝福的人。

延續一輩子的溫馨

許多癌症病人必須長期追蹤，儘管會定期在門診相會，他們還是會按時給我寫卡片，每年回診檢查的時候，帶著一張親手寫的小語，我的檢驗與處置激勵著她們，她們的卡片則在激勵著我。那種溫馨的感覺，不是治療完畢就結束了，而是一直地進行下去。

一張令我銘感五內的卡片，這麼寫著：「如果有下輩子的話，我願意結草銜環，報您的大恩大德。」寫卡片的人是病人的兒子，他不是期望我能提供他母親「特別的照護」，只是為了告訴我，他的

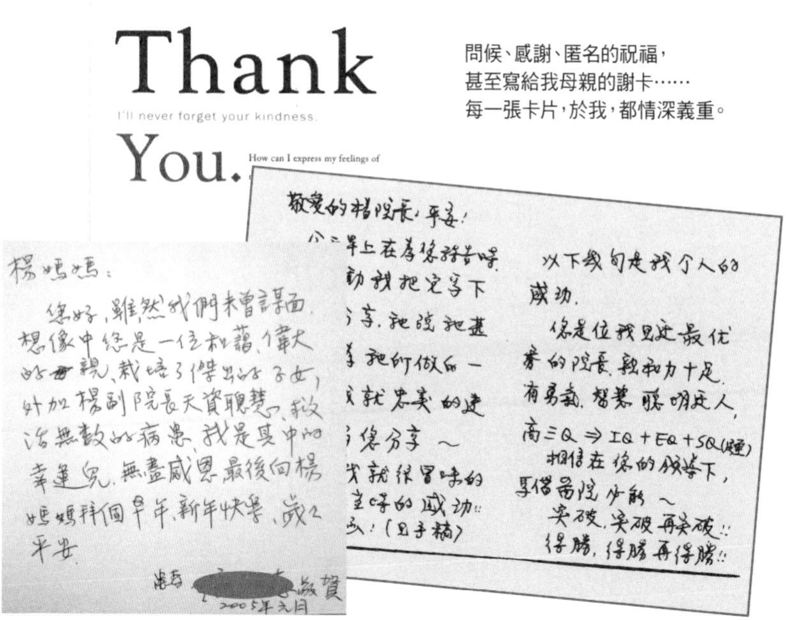

問候、感謝、匿名的祝福，
甚至寫給我母親的謝卡……
每一張卡片，於我，都情深義重。

母親已安詳去世，但他們一家人對我過去二十多年的服務，都永記心頭。

一名高齡九十七歲的老太太因卵巢腫瘤扭轉、破裂，家人不忍老人家受苦，帶著她四處就醫卻碰壁，許多醫生都告訴他們：「九十七歲了，而且現在生命徵象不穩定，不要再開刀醫治了。」但我們團隊經過妥善準備、一起禱告，讓手術非常成功，她的家屬不僅給了我們最誠摯的感謝，因為他們家中做餅乾生意，我每年都收到一大箱的餅乾。另一名病人去世許多年後，丈夫依然常常從台東寄他自己出產的水果過來。

我想，不只是病人需要醫師，醫師更需要病人。是的，我承認，自己離不開我的病人們、離不開最喜愛的醫療工作，它讓我感受到自己生命「存在」的分量，它讓我體會到「用心醫療」真正的力量。

如果我這個年紀的醫師，有什麼可以教導年輕的後輩，那就是做為一名醫師，我們必須愛人如己。專業知識的教導和學習，在一日千里的醫療進展下，有時而盡，但是愛的教導、核心價值傳承，是我這樣的老兵不能逃避的責任。我將守護著這把熱情、真情的火炬，讓其不滅、將其傳遞下去，燃燒不盡。

啊！我又回到了醫療第一線，繼續見證醫療的真諦，在親身經歷了一回無常生命的啟發之後，更覺珍貴。

接下來交給你們了

走過試煉

我一生的熱情在於追求有智、有愛、有德的醫療境界。同時，我在等待，等待年輕的新血對我說：剩下的我們來！我願毫無保留，將從醫生涯累積的一切專業與智慧的「資產」，全數回報給醫療。

我到為植種，我行花未開，豈無佳色在，留待後人來。

——李叔同，〈志別詩〉

我的學生張仁姬醫師，是我記憶裡一名美麗的住院醫師，她和同為醫師的夫婿一直是令人稱羨的神仙眷屬。如今她已是獨當一面的優秀婦產科醫師，多年來我一直惦記她，不是因為她的美貌，而是當年她總在我開完一個複雜、冗長的手術，筋疲力竭的時候，對我說：「楊大夫，請休息，剩下的我們來！」

丹．佛格柏（Dan Fogelberg）的〈樂隊指揮〉（Leader of the Band），是我很喜歡的一首歌，當中有兩句歌詞這麼寫：

The leader of the band is tired and his eyes are growing old,
But his blood runs through my instrument and his song is in my soul.

（樂隊指揮累了，雙眼透露老了，但我的樂器上流著他的血，我的內心深處有著他的歌。）

先行者總要走過去，但是他心裡最大的期待便是「blood runs through my instrument and his song is in my soul」。我在醫療崗位四十年，仍然懷抱巨大的熱忱，但這次生病讓我明白，儘管癌症獲得控制，但無論如何，我終將腐朽。

我期待，有一天，還有我的學生能夠告訴我說：「楊大夫，我們都已經領會你的感受，我們都已經願意繼續走下去，請休息，剩下的我們來。」

「不擇手段」提升自我

三十五歲那年，我曾短暫離開馬偕醫院到外開業。很快地，診所工作和業績就上軌道，在那個高出生率、高醫療費用的年代，我的收入足足是現在的十倍。如果單以所得來評量成就，這無疑代表世俗定義的「成功」。但短短一年，我便選擇回頭，因為我心裡有個聲音無法忽略：只提供初級的醫療服務，無法滿足我。

我感謝馬偕除了在專業技術與知識上給我完整的訓練，加入這個具有優良傳統與傑出成員的團隊，也培養了我高昂的「企圖心」。吳再成院長和藍中基、黃文鉅副院長，更在我外出開業期間，關切、呼喚我歸隊，讓我更依循自己的心，在醫療山峰上前行，挑戰更具高度的人生。

我年輕努力接生的時期，幾乎很少連續睡滿三個小時，但每一天到醫院都是興味昂然、生氣勃發。幾乎是「不擇手段地」想讓自己更成熟、更提升，而且不是我獨然，那是個連「學習」都要競爭的時代。

記得我R２（住院醫師第二年）那年的中秋節，一個R３學長臨時有事，交代我幫他跟一台子宮切除的刀，我興奮得幾乎想要放鞭炮，當天沒有值班，也早早到手術室一直等到晚上七點半，等待手術的來臨。不料，在手術前一刻，竟遭另一名R３學長當場「攔截」，他衝著我說：「這是R３的刀，你才R２不能跟。」

在當年的制度下，R2的學習領域是一般婦產科和麻醉科，R3才能參與大的婦科和婦癌手術。所以一個「跨級」的訓練機會，對我而言如同「天上掉下來的大禮」，雖然功虧一簣，也顯示當時大家自我提升的欲望有多麼強烈。

求知若渴，便是我成長時代的環境普遍的氣氛。還是實習醫師時，有一陣子我在加護病房實習，我的同學、現已是胸腔內科資深醫師林清基，某日興沖沖地跑來問我：「楊育正，你Care（照顧）的第×床病人，能不能『借』我看一下？」因為那床病人是一個罕見的病例，為了增加自己的「見識」，我們常「互借」別人的病人來學習。

當一名需要有雙巧手的婦產科醫師，我這個大男人為了鍛鍊出精良的縫合技巧，常常帶好幾雙乳膠手套回家，把手套套在茶杯口，用刀劃破後再補起來。甚至向整形外科教授請益縫合技巧，到淡水的動物試驗室縫合小老鼠股動脈。由於當年還無人體標本及人體試驗相關規範，甚至直接用病人切除後的標本，把輸卵管剪下練習縫合。

唯有愛，可彌補知識的極限

外科醫學之父約翰．杭特說：「當醫生是一輩子的學習，因為人家把生命和健康託付在我們手上。」一直以來，我也深信：「醫師無知，是為無德。」一個醫師，一旦知識、技術沒有與時俱進，沒有給病人當下你能夠提供最好的醫療，是一種沒有道德的行為。

但什麼才是我們最重要的學習？我們今天的高科技，明天可能便過時、落伍；我們今天的知識，明天說不定已被證明需要調整。什麼才是我們最重要的學習？尤其是病人把他們的生命和健康交到了我們手裡？

我一路由扎實的訓練裡磨練、無盡的知識中洗禮，逐漸成熟、逐漸老練，逐漸由學習者成了教導者，最終，在自己生命的苦難裡學習到了最後一課：醫療是一項「愛的志業」！知識只是最根本的地基，能補足當下知識的盲點與極限者，唯有「愛」。而熱情，是足以堅持下去的燃料。

你的塔須或加爾各答在哪裡？

醫療工作不能再只針對智商與智能選材，更需要有足夠對人的同理與愛心，對永無止盡的挑戰、不斷重複的挫折，仍能有高度的熱忱抵擋、支撐，而能在醫療工作中看見生命的價值，找到自己的滿足與平靜。

台東馬偕精神科醫師楊重源是我的一位了不起的同事。出身微寒，靠著老師奔走、籌款才完成醫學院學業的他，如願成為一名醫師，應是可以大大改善生活之際，卻投身偏遠的喜馬拉雅山脊貧窮小山城「塔須」醫療服事，連續九年不輟。

每年到了十一月，他就把自己的積蓄歸零，換成藥品，背上山義診，從起初的八十公斤，到後來已經到了三百公斤！一般人難以想像的全然付出，楊醫師卻只是維持一貫的平靜語氣對我說，他的付出和感受，都只是「剛剛好」，因為「愛不是用來表現的，而是用來體現的」。

有「加爾各答聖人」之稱的德蕾莎修女，教導那些期待到加爾各答去追隨她服事的人們：「來吧！讓我們發現自己的加爾各答。」

跳過物質中介，直取平衡寧靜，讓一切都能剛剛好。這不僅是醫療的核心，也是生而為人最高尚的核心價值。如此能讓最辛勞、最偏遠的醫療服務，並非「奉獻」，而是「收穫」。

「你的塔須或加爾各答在哪裡？」想投身醫界的年輕人，必須先找到這個答案。

你心裡的愛，能否灌溉、滋潤他人和自己的生命，而能夠為了這樣的感動與意義，願意在醫療領域裡鍛鍊自己的智能，磨練自己的心志。

當然，我也期望我們的社會，能夠給予這樣年輕赤誠的心正向的回饋，不讓年輕醫療人員的熱情不斷遭到打擊，最終冷卻、防衛而對立。

我這醫療老兵，一生的熱情灌注在我心裡的「加爾各答」——追求有智、有愛、有德的醫療境界。我自信，這樣的熱情不會熄滅，但生命終將腐朽，我在等待，等待有年輕的新血對我說：

「剩下的我們來！」

我願毫無保留，將四十多年從醫生涯累積的一切專業與智慧的「資產」，全數回報給醫療。

第三幕

典範——黑手阿公和市長爸爸

你是弓，你的孩子是從弦上射發的生命箭矢。
那射手看到了無盡路上的標靶，於是他用神力
將你扯滿，讓他的箭急馳遠射。
你應在射手的掌中感到歡欣；
因爲他愛飛去的箭矢，也愛靜存於掌中的彎弓。

——紀伯倫，《先知》

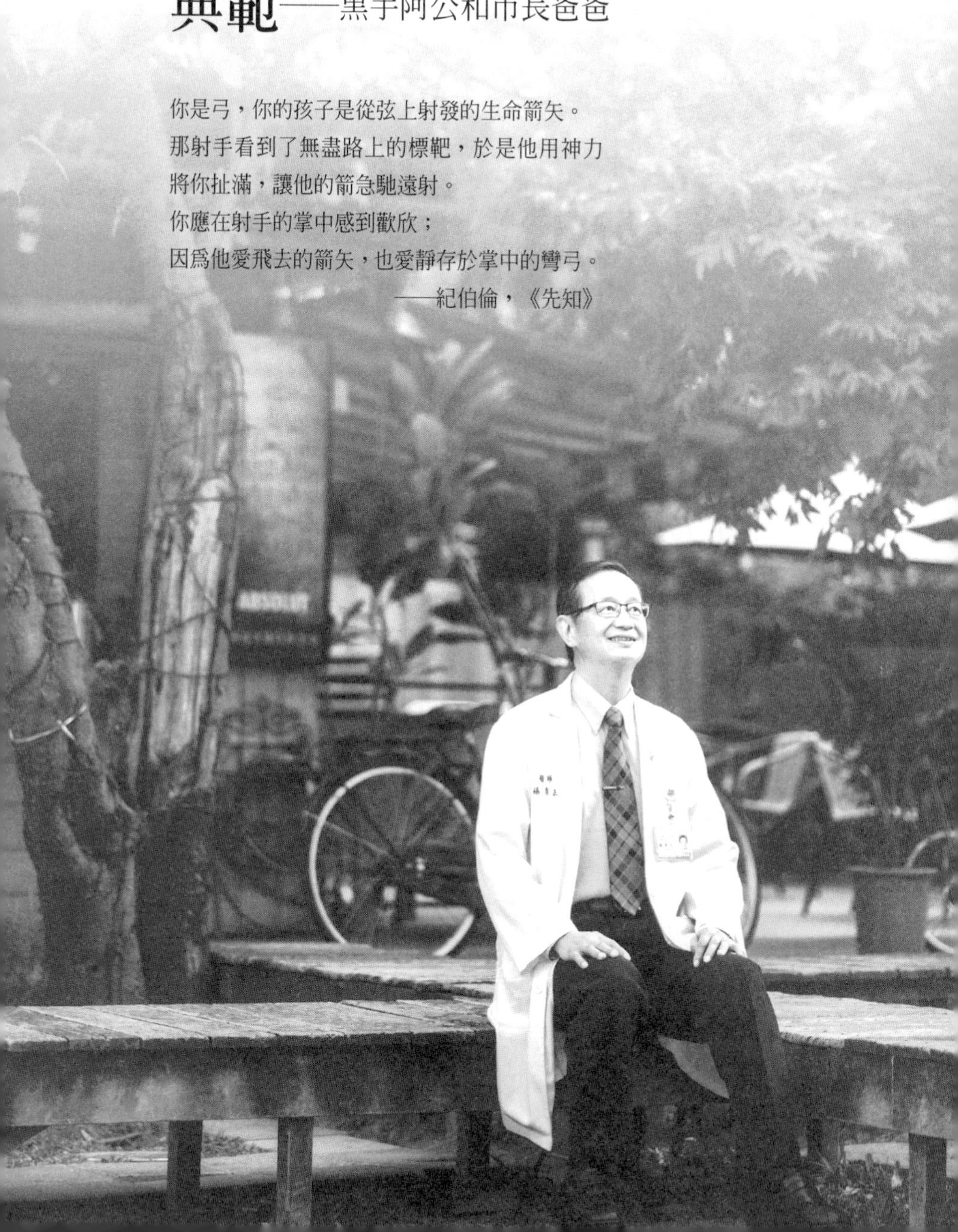

父親要我做醫生

追隨典範

父親一輩子做著關乎民祉的大事，並且一手引導了我的生命走向。他是我生命裡最珍貴的恩典，更是我一生努力榮耀的目標。我的父親，是台北市升格直轄市後的第六任市長——楊金欉。

「育正，你阿嬤尚愛我做醫生，自細漢用心栽培我，希望我做醫生。我嘸做成醫生，是一世人尚蓋遺憾的代誌，你代替我完成你阿嬤的心願，甘好？」

那一年，祖母剛過世不久，我是花蓮高中的高一生，下課後的一個傍晚，父親把我獨自叫進了房間講話。

排行老三、又是次子，傑出的兄長和大姊常常占據了長輩們的目光，我萬萬沒有料到，父親未竟之志的棒子，會是交在我的手裡。

我是個晚開竅的孩子，年少尚無大志，只愛彈琴歌唱，對於當醫生，既未嚮往，也無抗拒。當下心裡只是微微地發熱、波動著，享受這記憶裡，父親第一次與我單獨相處的親暱時光。

我的父親，是台北市升格直轄市後的第六任市長——楊金欉。

曾經，他的名字是壓在我身上的巨大無形枷鎖。直到父親辭世，自己耳順之年由死裡重生一回，才有了深刻的領悟：原來，父親是我生命裡最珍貴的恩典，更是我一生努力榮耀的目標。

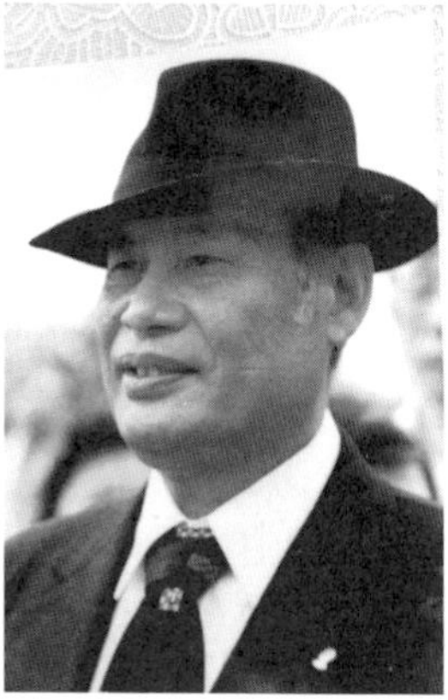

我的父親——楊金欉

父親早年受日式教育，是位典型如山般威嚴、剛強的男人，一輩子做著關乎民祉的大事，參與、推動台灣社會轉型改造的工程，並且一手引導了我的生命走向。

為了一圓建設國家的夢想，父親先投身台電公司，規畫現代化發展基礎的電力體系，進而邁入文官體系耕耘首都建設，大半生在公務體系發展順遂，許多人以為我們原即出身名門。其實不然，祖父輩環境清苦，才讓父親一輩子努力不懈，就是希望改善整體社會與自家的生活狀況。

多年前，我的祖先由福建來台，我是楊家在台灣的第八代，楊家的祖訓「廉垂四知、清白傳家」，是我這一生時刻不敢忘的座右銘。

積善之門，昌盛之家

先祖初落腳於宜蘭五結鄉，世代務農。由於宜蘭多雨，五結又是逢雨必成災，颱風或連雨後水漫鄉里，不僅農田收成毀於一旦，鄉民溺斃事件更是頻傳。曾祖父楊阿木矯健善泳、急公好義，總在災後奮不顧身地四處游泳救人，我們家族內流傳著曾祖父的英勇事蹟，相傳他一生救過二十七個人。

「我們楊家啊，祖先做了那麼多好事，以後必然是昌盛之家。」

我自幼便常聽親友們這麼說，彷彿一個祕密的家傳寶藏，我們孩子們雖然從不對外人提，但它深深埋在我和我的兄弟姊妹心底，如同探險家珍藏的那張尋寶圖，我們深信不疑：自己生在積善之家、未來必是有福之人。

但由於生活實在艱苦，先人因而更勇於出外打拚、找出路。我的祖父十五歲就離開五結鄉，獨自到花蓮鐵路局當黑手技工謀生，祖母則養豬、種菜以補貼家用。其後，我們則以花蓮人自居。

祖母是我們家中的精神支柱。小時候，我總在天未透光即起床，在學校門前的一座橋上背生字，晨曦落在書本上、點燃一個個被放入記憶裡的文字，也照亮不遠處一個側身提著沉重餿水桶、一步步走向菜園，彎著腰種菜、餵豬的婦人身影。

那婦人，便是我的祖母。祖母為生活操勞的影像，一直是鼓勵父親奮學向上的支柱，也烙印在我童稚的心靈裡。

好好念書，不必養豬

我的祖母有著傳統台灣女性堅毅勤儉的美德，身材結實健壯，但抵不住半生操勞，六十三歲即逝世，來不及看到父親後來的成就，沒等到楊家興旺勃發，一生未享到一天清福——這件事，一直是深藏在父親心裡最大的哀傷。

年少時，我常常見到父親酒後想著早年祖父母的辛勞，甚至對著祖母的照片流著淚，子欲養而親不待的遺憾，是我父親最深沉的悲傷。後來父親任台北市長時，在辦公室裡擺放了一具實體的豬槽，便是為了紀念我的祖母，同時也是在時時提點自己，不忘貧寒的出身，不忘卑寒的人民。

祖父和祖母育有三個兒子、二個女兒，因為生活著實辛苦，五個孩子裡，我的父親最有念書資質和潛力、又是長子，因此從小在家裡就享受「特權」，不必幫忙養豬、種菜，不必整理家務、洗碗、掃地，只要全心把書念好。

祖父母一心期望優秀的長子未來能當醫生，帶楊家脫離貧苦環境。但父親是個有主見的人，身在農家的他，看到的不只是自己家裡的辛苦，還看到了整個社會的苦。那是個知識分子懷抱改造國家使命感的時代，父親早早立下了志向，不單要提升家裡的環境，更想要提升台灣社會的整體環境！

扛在肩上的使命感

那個年代，台灣社會仍未萌發與建設，庶民生活普遍貧窮，務農階層的生計尤為艱苦。在我記憶中，直到小學五年級，因父親工作而由都是平房的鄉下學校，轉到有樓層的台中學校後，跟著同學屁股後面上樓梯時，迎面常撲鼻而來一陣濃濃的臭味。

後來我回頭想想，那時日，每個孩子的屁股可能都是發臭的，因為家家連最基本的衛生紙都沒有，如廁後，屁股根本沒辦法擦乾淨，好一點的人家用的是硬邦邦的草紙，得用力揉鬆揉軟後才能用；更多人家只能用竹片刮一刮。這是現代的孩子可能無法想像的事，卻是我們那個時代的共同記憶。

父親以為，當下的台灣社會要脫貧，必須先由農業社會轉型到工業社會；而工業化的首要之務，是電氣化。這也是為何向來孝順的他，中學後未依祖母的期許選擇醫學院，而投考台南工學院（即現在成功大學的前身），就讀電機工程科系。

我一直到一九九四年，赴美進修時，讀了胡適的《留學日記》，看到才二十郎當的胡適，日記裡記載的盡是思索如何進德修業、讓國家社會進步，令我激動，才更深刻體悟到父親那輩人，如何把「知識」與「才幹」視為公眾資產，將社會興敗責任扛上肩的使命感。

我的童年，便是隨著父親「建設台灣」的工程，過著如遊牧般的生活。

逐電塔而居的童年

追隨典範

東西部輸配電聯絡線串起了台灣的生命線，我的童年生活，便是沿著這些輸配電線路而遷移。如今回首，深感這段少年經歷是多麼可貴，那險峻的工程裡，彷彿也摻著一份自己年少歲月支撐的基底。

父親工學院畢業後，遵循自己的志向，二十二歲便進入台電就職，足足在台電工作了三十四年之久。他期許自己在台灣社會電氣化的歷程中貢獻所學，跟隨著當時擔任台電總工程師的行政院前院長孫運璿。儘管四、五〇年代省籍溝隙普遍存在，但他倆對台灣這片土地同樣有深切的情感，一個擘畫遠景、一個戮力執行，一生互信相惜。

父親在孫先生底下參與的第一件大工程，即是東西部輸配電聯絡線。

一九五〇年，台灣困頓而黑暗，遷台的國民政府幾乎瀕臨破產，身為台電總工程師的孫先生向美國西屋公司貸款兩百萬美元，大刀闊斧地開展烏來水力發電所、立霧發電所、新竹變電所等大型建設，其中包括東西部輸配電聯絡線。這些工程讓台電在短短七年間，電容量躍升一倍。

現稱「舊東西線工程」的台灣第一條東西部輸配電聯絡線，被喻為台灣經濟起飛的「生命線」。光復初期，儘管台灣的電力總量並非不足，然而東餘西缺，為了使東部和西部的電力匯聚成整體的電力網，因而決定架設這條輸配電線路，解決了電力供應問題，也才帶動起西部城市的經濟開發。

建設台灣經濟的生命線

這條跨越中央山脈的輸配電聯絡線，是台灣電力發展史上最艱巨的工程，總長四十五公里，西起南投霧社、屯原、雲海保線所、天池，東至花蓮檜林保線所、奇萊、磐石保線所、銅門等地，沿途地勢險峻，甚至鋪蓋上海拔三千公尺的高山，天候與氣溫落差極大，工程人員不僅得開山造路，還得將生活物資、機器設備扛上山，在冰天雪地中奮戰。

整個工程在一九五〇年動工，費時三年才完工，台電特別在中央山脈南投與花蓮交接處的能高山鞍部，立下紀念碑，一面刻著「光被八表」，象徵電力光明照耀八方；一面則有當年總統親題的「利溥民生」，表彰這條輸配電線路對民生貢獻的重要性。

當時，孫運璿先生任台電總工程師，我父親是這項工程的東區工務組組長。我曾在媒體報導中看到台電一位退休員工黃東財回憶，中央山脈山勢險惡，施工難度高，我父親每次總是扛著許多酒上山，為大家打氣、博感情。

這項東西輸配電工程造成了二十多人受傷、三人死亡，父親在世時，幾乎每年都要前往霧社附近的萬善堂，祭拜施工過程中壯烈犧牲的高山保線員們，感謝這些打造台灣現代化建設的無名英雄。而在父親過世多年後，也同樣還有台電故舊探訪我們早已冷寂的家門，可知這些台電人胼手胝足的革命情感是多麼緊密、深厚。

永遠的轉學生

我的童年生活，便是沿著這些輸配電線路遷移，到埔里、到花蓮，小五後再轉到豐原，台中一中最後一年又以借讀方式轉回花蓮，並接著就讀花蓮高中。所以我念書的時候，幾乎沒有長久的朋友，因為我永遠是班上的「轉學生」，對於人際社交急速開展的青少年時期，這原該是個遺憾或陰影，但我卻絲毫不受影響。

這是因為，父親是家族中的「大樹」，總樂意提供其他人庇蔭，所以我家永遠都很熱鬧，常有不同的人來寄住，甚至一住就是數年之久，我們和親戚間的關係因而十分親密，少年的我也不乏玩伴，心裡從不覺寂寞。

「電路之旅」親近父親事蹟

長大後，我親自走了一趟東西輸配電線路，體驗父親青春血汗投入的浩瀚工程，更覺得自己與一般人不同的少年經歷多麼可貴，彷彿那險峻的工程裡，也摻著一份自己年少歲月支撐的基底。

一九六八年元旦，大哥和他的大學同學們組了健行團，我也跟著一起，一行人花了近一週的時間，用雙腳沿著這條東西輸配電聯絡線的「電力動脈」，橫越中央山脈。走過山巔水涯、感受天寒地凍，拜會守在冷寂山頭的保線員們，震懾於天地之險峻浩瀚、而成事在人的毅力卻可無懼，在少年未經世事的我們心中澎湃著一股對斯土斯民的感佩與驕傲。

我尚記得，行至奇萊山附近，當時有座以父親為名的「金欉橋」，那只是一座極為迷你、簡樸的小橋，卻是父親工作與職志的標記。站在橋前的我，那一刻才真正了解自己的父親在台灣社會中扮演的角色，原來父親參與、執掌了台灣何等重要的基礎建設啊！身為他的孩子，自此更有了萬不可鬆懈而辱父名的認知。

但我也必須坦誠告解，因為父親的威望與人脈，我和我的兄弟姊妹確實偶爾有些「特權」的待遇。那次「電路之旅」即是一例。那時，這段路線在熱愛山林冒險者間十分熱門，一般人要長征，須全程背著十幾、二十公斤的重裝，自備糧食、睡袋與帳篷。然而我們這支隊伍，因為全程保線所的駐守員都是父親的舊屬，人情之便，保線所成了我們的「山屋」，我們只需輕裝快意行進，確實比別人輕鬆便利了許多。

也因為住在保線所裡，更體會這些保線員的工作是何等了不起。他們為全台灣人民看顧著電力的傳輸和配送，自己居住的保線所裡雖然有六十六KV電線通過，但大炮打不了蚊子，這樣的高壓電電線，不可能用來接小小一一〇V的燈泡，所以保線所裡反而沒有足夠的電供應，入夜後漆黑一片。

這樣的生活非是平日開關一按、燈光就來的城市毛頭小孩們可以體會和適應的。其間，我即鬧了個笑話：白天我特別勘察妥當保線所的廁所位置，夜裡急匆匆小解後返回房內，還以自己的小聰明自喜；不料，隔天早上醒來一看，廁所門上「水漬」一片，原來我前晚匆忙間只相準了方位，卻忘了將門打開，成了同行人的笑談。

這分感念，永不熄滅

之後，因東部用電需求日增，同時西部發電工程陸續完成，電力配送反而變成「西電東送」。一九八九年，台電又開始興建全長七十二點四公里的新東西線輸配電線路，工程費時十年完成，轉而擔任東西電力調配救援工作。

舊東西線啟用六十週年時，台電台中供電區營運處處長林車遠接受媒體採訪曾提及，舊東西線這條老線路在幾次重要時刻救了台電，也救了台灣經濟，包括一九九九年的兩次大規模停電——一次是七二九大停電，一次是九二一大地震，重創國內供電系統時，都是靠著舊東西向輸配電線路「東電西送」，再次把東部電力緊急輸送至西部，讓西部電廠恢復及維持運轉。

時代遠去，前人遺留下的心血仍在庇佑著後人。每當按下開關、電燈亮起的時刻，對於父親那輩人的感念，就會在腦中燃起。

而那趟東西線之行，對我和大哥更有著另一層特別意義：我們是以另一種方式，親近在我們童年時經常缺席的父親。

臨終前才釋放出的溫情

追隨典範

當父親將生活重心由工作移轉入家庭，嚴父的樣貌於是漸漸柔軟。過去，他以含蓄的方式對我們表達關愛；病後，他慢慢願意顯露內心的情感，對子女的慈愛與倚賴也日深。

我的印象裡，父親不在家是常態。特別是愈危難的時刻，他愈不可能在我們身邊，像是颱風、水災和地震時，他不是屬於我們家的父親，而是「公家的」，得出門巡視工程。

曾聽大人提起，有回花蓮大地震，父親照例又急忙外出奔走各地巡視，只剩一屋婦孺當家，突然一陣天搖地動，阿嬤和媽媽帶著孩子們跑到戶外避難。會認廁所的大姊此時有便意，要求回家上廁所，阿嬤只好帶著四歲的大姊返家，不料餘震又來，一大口水缸破裂，阿嬤救孫女心切，雙手護著大姊，手臂被劃破了好大的傷口，血流如注，險些送命。

父親一句問話便讓我大哭

雖然父親總是不在家，但絲毫沒有減損他在家裡的地位。我最愛開一個玩笑，我們楊家長幼有序，從不踰矩，從身高就可證明：我的父親身高一百八十四公分，我大哥一百八十公分，我身高一百七十六公分，我弟弟一百七十公分，身高都照輩分和排序來，沒人敢「超越」父親。

家裡五個孩子，排行第一的大姊自小就聰慧乖巧、大方得體，大哥也是優秀又獨立。上行下效，有姊姊、哥哥帶頭做示範，我們三個小的弟弟、妹妹，好像也不需要父母特別管教，自然就跟著姊姊和哥哥規規矩矩的。

即使散居國內、外，我們五姊弟始終手足情深。

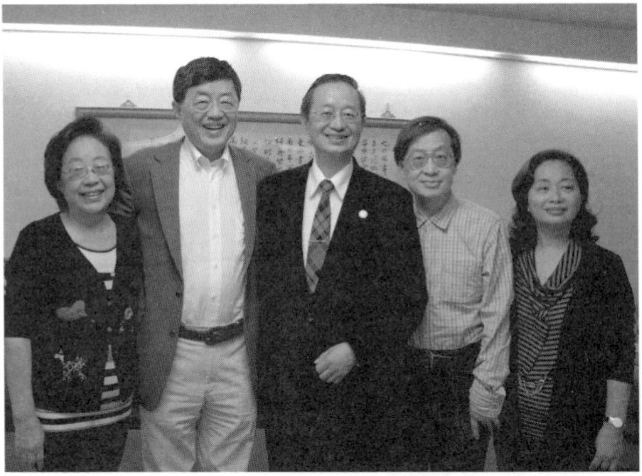

父親在家不多言，其實也甚少對子女發怒，但他不怒而威，只要他在家裡，光是坐在那兒，原本愛跑跑跳跳的我們，都不自覺會放輕腳步。

接受傳統日式教育的父親，以一種「大男人」的方式表達對我們的關愛，譬如：規定我們不能拿竹竿、不能去游泳。現在回頭想想，或許父親是因為自己不能常在家裡保護我們，而深怕我們涉入不可測的危險。

記憶中，我曾因為父親的「一句」問話就嚇得放聲大哭，這件事讓我一輩子都忘不了。那是我初中一年級的時候，有天在教室裡，見同學帶了武俠小說到學校，十分新鮮好奇，才向同學借來、書都還不及翻一頁，這麼巧，偏偏在這個時候教官進了教室，他當面喝斥我們，把書沒收了，還記了我一個小過！學校通知家長，於是，這件事被父親知道了。

當天回家吃晚飯時，父親只是開口問了一句：「育正，你今天在學校做了什麼事？」連開口訓斥都還沒有，更別說打罵了，我便羞慚地放聲大哭。

其實我哭有兩個原因：一是因為一整天都在擔心被記過的事「東窗事發」，不知怎麼面對父親；另一方面則是覺得委屈，因為我連小說的內容都還沒看到，就被記過了，又不知該怎麼解釋。

「楊氏合唱團」演唱酬賓

隨著我年紀漸長，父親仕途日上，常在家裡宴客，我這才看到在子女面前威嚴的父親，原來也有風趣健談、長袖善舞的另一面。

父親愛唱歌，母親愛彈琴，我們從小生長在一個充滿音樂的環境裡，家庭聚會一定有「歌唱」的餘興節目，這個習慣至今不變。所以父親宴客時，只要氣氛炒熱了，一定會要我們兄弟姊妹出來為賓客「獻唱」，看得出來，那時他是位驕傲的父親。

記得一九八二年，美國舊金山市市長范士丹（Dianne Feinstein）訪台，父親在市長官邸宴請他，座上貴賓還有長榮集團總裁張榮發先生，與時任國民黨市黨部主委的考試院前院長關中。杯觥交錯之際，父親又叫「楊氏合唱團」出來酬賓；當時關中也開心地高歌一曲〈藍與黑〉，唱得極富情感。那個賓主盡歡的夜晚，至今仍歷歷在目。

有一回，父親酒酣耳熱時對我說：「育正，你知道我這輩子對什麼事最有把握？」

我心想：「父親是工程專家，是工程吧？又位居要職，是管理嗎？」

沒想到，父親竟接著說：「是宴客。宴客可不是那麼簡單的事。什麼人和什麼人可以約在一起？要談什麼議題？這都是要精心安排的，才會賓主盡歡。」

父病後，門前冷落車馬稀

父親擔任台北市長時，我們一家人遷入了徐州路的市長官邸。每年的大年初一，家裡總是門庭若市，全家得一早起床穿戴整齊，備好水酒，然後就等著接待絡繹不絕登門的賓客。那時大哥已出國進修，姊妹也相繼嫁人，我和弟弟育程是陪在父母身旁最久的孩子，跟著一起招呼客人，那是父親最意氣風發的時刻。

當父親年歲漸長、生病倒下之後，家門漸冷、車馬漸稀，父親的生活重心由工作移轉入家庭，嚴父的樣貌漸漸柔軟，慢慢願意顯露內心的情感，一個遲暮老者對子女的慈愛與倚賴日深，特別是待在父母身旁時間最長的我，體會最深。

我每天從醫院下班後，一定要去父母家中請安，巡視一番。每每我開門入內發出聲響時，便聽到父親提高音調問：「是育正哦？我就知道是你！」語氣裡帶著興奮，但昏暗客廳裡映照的是一個落寞老者的身影，我知道，病後的父親，心裡仍有失落。

父親一生仕途起落，更讓我看清，人的功名利祿，會因時勢起，也會隨時勢落，不盡能操之在己。唯有家庭與親情，才是最真實的擁有。

因此，我從不吝於對妻子與孩子們展露感情，提醒自己，絕不積存到最後一刻才釋放，讓每一個當下，都沒有遺憾。

與孫運璿院長的十年生死約

追隨典範

一句臨終前的「再見」，一聲別後的「對不起」，簡單的兩句話，卻是父親與孫院長生死之交、肝膽相照的寫照。這兩位獅子般的男人，是我一生為人處世與醫療管理工作的指標。

父親與孫運璿院長是我人生中兩個重要的「範本」，從兩老展現知識報國的志氣，到樹立知人善任的管理原則，甚至一輩子披肝瀝膽的交情，都是我一生為人處世與醫療管理工作的指標。

這兩位獅子般的男人，是台灣第一代技術官僚，為台灣通往現代化社會的重大建設奠定了根基。如果說孫院長是開啟台灣「黃金年代」的舵手，我可以很驕傲且肯定地說，我的父親是最忠實的跟隨者。

孫院長由台電總工程師、台電總經理，受故總統蔣經國拔擢，一路由交通部長、經濟部長做到行政院長，一直是歷來最受國人信賴的官員，更是民眾心中「永遠的行政院長」。父親的公務生涯，一直受孫院長倚重，在台電服務時受派至沙烏地阿拉伯赴任電力團團長，返國後先後任職台電協理、省政府建設廳廳長、自來水公司董事長、高雄市長與台北市長。

在他們的年代，台灣經歷了兩次石油危機、退出聯合國、台美斷交，是風雨飄搖的困頓時代。對於國家，他們有著榮辱與共、興亡有責的自我期許。孫院長曾說：「不要談無力感，先談你為國家做些什麼？」一生想的、做的，都是如何讓台灣強大、興盛起來。

兩個「獅子般的男人」，他們的情誼、他們的風骨，是我一生的典範。

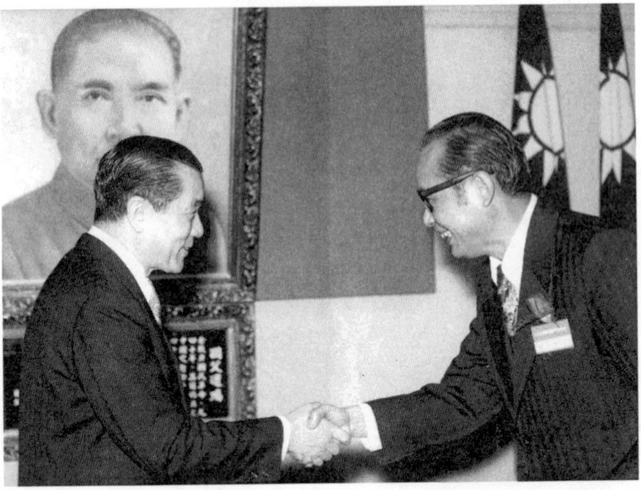

「這件事就交給你們了！」

我永遠記得父親對我們說過，當年台電東西輸配電線工程啟動時，孫院長只對所有台電人說了一句話：「這件事就交給你們了！」這樣的胸襟與完全的信任，為台電人、甚至台灣的文官立下了引以為傲的典範。老台電人的精神便是：做官清廉，做事認真，做人正直！

孫院長一生沒有買過一棟房子，為國家鞠躬盡瘁的他篤信：「只要全心全意為國家做事情，國家自然會照顧我。」這也影響了我父親。父親除了因為在台電服務長達三十四年，有資格認購一處台電老宿舍，之後完全無置產。父親百年後留給我們眾家子女的，也只有早年花蓮老家偏遠的一方土地。

因病離去市長職務後，父親和母親立即得遷出徐州路的市長官邸，只有暫時遷至台電老宿舍。後來當我有能力在銅山街購屋，才又替老母親在附近租屋，以便就近照顧。

有時母親不免感嘆：「你父親的老朋友，現在好多人都住在豪宅華廈裡，我們一間好的房子都沒有。」

我安慰老母親：「誰能比妳更有福氣？妳有兒孫滿堂，子女個個也都爭氣啊，這才是最好的福報！」並套用司馬光家訓：「積金以遺子孫，子孫未必能守；積書以遺子孫，子孫未必能讀；不如積陰德於冥冥之中，以為子孫長久之計。」母親才稍稍釋懷。

父親過世後十多年，我替老母親購屋，她老人家終於一償住在「自己房子」的心願。

獅子般的男人不敵病魔

然而，兩頭獅子般的男人，竟然相繼兩年在公職任內被疾病擊倒，心中許多的雄心壯志、雄才大略，再也無以為繼，令人唏噓的不是英雄輓歌，更是國家社會痛失棟梁。

一九八四年，孫院長在行政院長任內腦中風；隔年，我父親在台北市長任內發現甲狀腺癌並已轉移。兩人都因病去職。

我知道，兩位老人家心裡還有許多大計畫，記得父親在病中時曾對我說：「育正，我還有很多事要做，怎麼就病了！」讓我一陣鼻酸。

造化弄人，弄擰的不只是兩個對國家有使命人物的生涯規畫，甚或可能是台灣近三十年來歷史的走向。父親與孫院長留下未酬壯志的惆悵，常令我想到杜甫名詩〈八陣圖〉裡那句「江流石不轉，遺恨失吞吳」的失落。如今我不禁想，如果父親看到二十年來台灣社會風氣和政治氛圍的變遷，才真會扼腕、惆悵吧！

父親一輩子最敬重的人便是孫院長。他接任台北市長時，曾向孫院長請益，院長只有一個提點：「治安和交通最重要。」所以父親赴任後，即有意擘畫捷運建設，可惜未成即病倒。

一九九八年，尋求連任台北市長的陳水扁拜會歷任市長，父親雖已過世，陳水扁仍到家中拜訪母親，並特別提及，父親是歷任台北市長中，「工程完成率」最高的市長。這顯示了父親的無私和大氣，不因前人規畫的工程，「政績」可能不會算在自己頭上就棄而不做，只要對國家建設有幫助的，都努力去落實、完成。

但在公務上使命必達的原則，卻也是讓父親六十七歲之齡即早逝的主因。

公務當前，錯失治療先機

一九七五年，台灣為了政治及外交考量，有多項支援友邦沙烏地阿伯拉計畫，父親奉派到當地蓋設輸配電線路，並擔任電力團團長。

出發前一個星期，父親自己摸到了頸部有硬塊，到台北馬偕醫院檢查，主治醫師為外科醫師范宏二（後為高雄長庚醫院創院院長）。原本計畫做切除的手術，父親人都已躺在手術台上了，范醫師卻發現腫瘤太深、太大，若要手術切除，傷口復元不可能那麼快，一週後更不可能出國赴任。

為了履行任務，父親決定不做手術，只以細針抽吸檢查，但細針抽吸細胞檢查當時未能確實地診斷，讓父親失去了診斷和治療的先機。甲狀腺癌演變是一段很漫長的時間，早期治療效果極佳，但由於當年沒有及時確診，早點除掉病根，十年後當父親腰痛再就診，甲狀腺癌已轉移到骨頭，病情難以控制。

父親罹病後的落寞孤寂，我隱約知道。病中幾度狀況穩定時，父親仍有勃發的雄心，關注國家發展，當時他即預言，台灣的前途在與韓國的競爭和中國的關係。三十年前他就精準判斷出了目前的情勢，更令人喟嘆他的早逝。

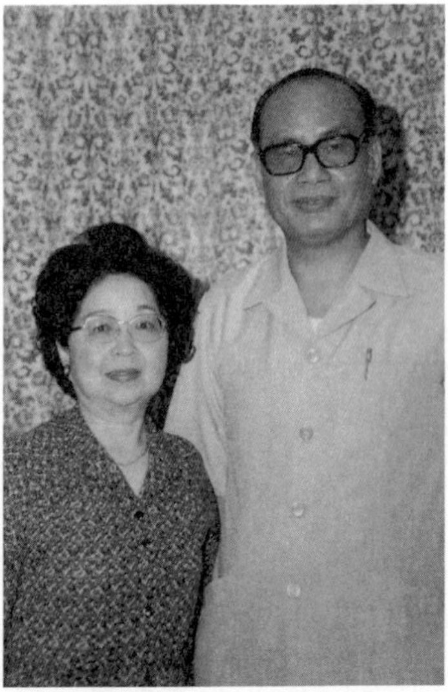
故人斯已遠，父親離世，母親身旁還有我們兒女相伴。

病後的日子，父親還和幾位同樣時不我予的政壇朋友組成「初七會」，每月初七，大家輪流做東、聚會，這些曾叱吒一時、胸懷大志的人物，在時代和歲月浪潮的推演中淡出政壇，每月小酌餐敘，相忘於江湖。

那幾年，家裡傳統的「初一酒水宴」仍比照過去擺設，但上門的客人一年比一年稀疏；父親百年後，除了台電老員工真摯的情誼，故人不在、人情依舊，再無達官顯要往來，等不到來客，就此漸漸收攤。而我們楊家也算正式結束了官宦家庭生涯，返回平常百姓家。

臨終前的「再見」，與別後的「對不起」

炎涼世態中，最彌足珍貴的是父親與孫院長忠貞恆長的情誼。父親病危時，已無法言語，臨終前，父親住在加護病房裡、插著氣管內管，卻不忘在溝通板上寫著：「孫院長，再見！」心裡仍想著要向老長官道別。

父親去世後的第一個祭日，當時已行動不便的孫院長坐著輪椅前來悼念，老淚縱橫，並對我們許下了約定：「十年後的今天，我會再來。」

十年後，父親的祭日當天，已只有兒女和至親好友走動的母親家，一早電鈴響起，門一開，院長依約來訪——那一刻，母親與我們都眼眶噙淚接待。斯人已矣，信諾依舊，孫院長的情深義重，是我們楊家最私密而珍貴的傳家之寶，我今日提起仍熱淚盈眶。

孫院長雖是父親最敬重的長官，無論職務變動、過年過節都不忘向孫院長請益與請安，但私底下兩人鮮少餐敘、交誼。兩位老人家的情誼竟能如此深長悠遠，「君子淡以親」，父親與孫院長做了最完美的詮釋。

那日，孫院長口裡不斷喃喃地說著：「對不起！對不起！」他仍記掛著，當年若不是將父親派至沙烏地阿拉伯，其後又要他出任公職，或許父親不致錯失治病時機的遺憾。

一句臨終前的「再見」，一聲別後的「對不起」，簡單的兩句話，卻是父親與孫院長生死之交、肝膽相照的寫照。

不久前，我有機會和孫院長的長女孫璐西小姐通上電話，再提往事，我們兩人在電話兩頭都不禁哽咽。

璐西小姐對我說：「父親曾提到，楊市長是他一輩子最器重的人。」一生能有此伯樂知己，父親即便在盛年病倒、留有未竟志業，也算是功德圓滿，我替父親深感驕傲。

我更慶幸自己在父親臨終前，及時對他表達了身為其子女的光榮及感恩。我抱著他——那個曾讓我們畏懼而不敢親近的父親，對他說：「謝謝爸爸，我愛您！」又說：「不要掛心，我們會好好照顧媽媽。」

我向我父親承諾：您一生的努力，帶給我這樣受到外界關注的光環；我也會一直努力保持誠實正直，讓別人看見我來自於您的教養，也因著您的兒女而紀念您。

直到此刻，這個承諾我不敢稍忘，經常審視自己：有沒有做到？有沒有做好？

我，是楊金欉的兒子

年輕時，曾覺得頂著「市長兒子」的帽子在頭上，有無形的壓力。總在擔心，自己的努力會被忽略，甚至還很不願意別人當著我的面提到父親的名字。

過去，甚至有產婦因為我的父親是市長，特別找我接生，希望孩子經由我這雙「貴人的手」拉拔出來，可以帶來「富貴命」，甚至在產台上大喊著我父親的名字：「楊金欉！」我只有苦笑說：「我是楊育正。」

直到現在，我仍會收到早年曾與父親有過接觸的人，將父親生前的照片寄到醫院來給我，每一次都讓我更貼近父親，彷彿又看到父親的身影。

如今父親已逝世二十多年，我真心感謝自己是「楊金欉的兒子」，也終於可以理解，因為有這樣的父親，才讓我更容易「被看見」；也因為父親，讓我得以更督促自己，數十年在醫療之路上無一刻敢稍鬆懈。我感謝別人在我面前提及或追念我的父親，而我努力至今，在醫療領域上若有任何一些些的成績，都是父親加諸於我的身教、栽培和期許。

孫院長與父親夙昔的典範，也一直是我在有機會成為管理階層時，常常對自我的提點、依循的指標：尊崇倫理，信任團隊！

兄弟聯手，推動婦癌疫苗

追隨典範

小時候，大哥彷彿是另一個父親，我們對他滿是尊敬；成長過程中，他一直是我的標竿，對我有關鍵性的影響。我這一生，以身為「楊金欉的兒子」為榮，也以身為「楊育民的弟弟」為傲。

父親在世時，我是「楊金欉的兒子」；這幾年，我又常成了「楊育民的弟弟」。

是的，我的大哥，是曾在二〇一二年總統大選時，經政治操作炒得沸沸揚揚的「宇昌生技」當年促成的關鍵人之一，並享有「台灣生技界張忠謀」美譽的——楊育民。我一生以身為「楊金欉的兒子」為榮，也以身為「楊育民的弟弟」為傲。在父親身教下，我們深知受高等教育的義務，是要為國、為民所用，我自己如此，我的哥哥和所有手足也都是如此。

我們家五個孩子，大姊美玉是整個家族的小太陽，從小就聰穎秀慧、可愛討喜，小學一到六年級都是第一名；老二是大哥育民，是家族裡最寶貝的長孫，同樣也是從小就很優秀。

常有人問我，父母怎麼把我們教得那麼好？事實上，我的父母不太管孩子，我們家真的是因為有一對自動自發的大姊、大哥，做了好的榜樣，所以排行老三的我、老四弟弟育程和老么妹妹美瑞，都跟著姊姊和哥哥的路走，自然而然都沒人走偏。

家庭的甜蜜始終如一

我的母親是護理人員，我常在醫院裡對護理同事們說：「我敬重護理人員，便如我敬重我的母親。」

母親婚後，在家相夫教子。她非常喜歡音樂，有一台珍愛的風琴，我記得母親曾提起，這架風琴是她省吃儉用攢了七百元才買下來的。

念了醫學院，仍不忘情音樂，前方坐的就是擔任吉他社社長的我。

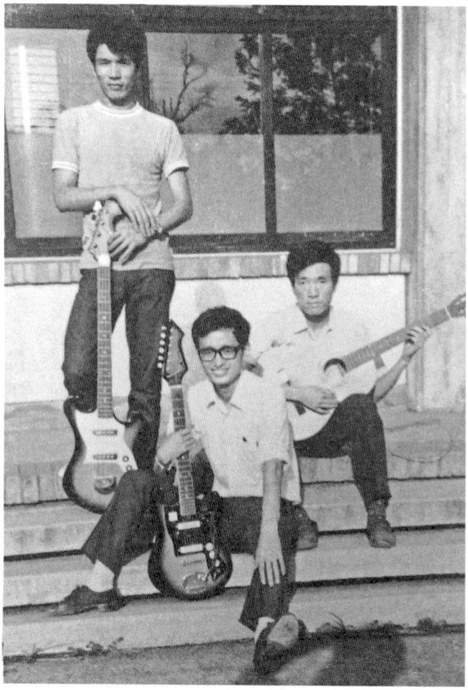

母親最愛彈奏的曲子是〈甜蜜變奏曲〉。我們家裡從來都不富麗堂皇，卻一直都溫馨和樂，因為音樂是最美妙、最高貴的裝潢。母親不僅影響了姊姊和妹妹走上音樂之路，兩人都是師大音樂系畢業。我少年時，也曾央求父母給我一把吉他當禮物，每天彈彈唱唱，一直想當歌星，大學時還組過樂團。

現在家族聚會，飯後必有卡拉ＯＫ的餘興節目，最愛搶麥克風的，便是我今年九十歲的老母親。不過家裡歌聲最動人的，不是曾組樂團的我，也不是由音樂專科訓練出來的姊姊和妹妹，反而是平素沉默寡言的弟弟。

替代哥哥，接下家族使命從醫

就像所有排行中間的孩子，常擔心自己沒有被看見而特別愛搞怪一樣，我也一直都是家裡最搞怪的那個，像是拍照時，我一定得擠眉弄眼、搔首弄姿，現在回想起來才知道，都是要引人注意而已。

在我們家中，大姊是最受寵的女孩，大哥則是備受期待的長子，而優秀的長子在家裡永遠會有一個特別的位置。我可愛的母親見著了什麼高大挺拔的青年才俊，常會不小心說溜嘴：「那個人很像你阿兄哦！」

其實，最早父親是寄望大哥替代他完成祖母的心願，考上醫學院當醫師。但大哥選擇了交大電子系，才讓這個家族當醫生的期許落在我這個次子的頭上。

或許是冥冥中的安排，我考大學那年，醫科改與農科列為丙組，醫科與農科分數有落差、志願較集中，我因而考取了台北醫學院。當年丙組不必考物理，但我的物理成績其實很好，而且社會有一種氛圍，仍覺得甲組理工科系比較具有理想性，投考丙組就是為了「賺錢」，較為市儈。

不過，大哥後來投身生物科技業，並極有成就，也算是走上了醫療的路。我近年還因大哥的關係，在婦癌疫苗研發上，與生技公司有了前瞻性研究的合作，祖母和父親若有知，不曉得會有多歡喜。

大丈夫當睡大字形

大哥和父親很像，不僅同樣「高大挺拔」，也天生就具有領袖氣質。少年時期的我只愛彈琴、唱歌，但大哥似乎從小就很清楚自己的志向，也因此，小時候，我和同樣愛唱歌的三弟較為親近，因為大哥彷彿是另一個父親，我們對他只有尊敬，卻不太敢和他玩在一起。不過，大哥一直是我的標竿，對於我的成長及生涯規畫有關鍵性的影響。

印象很深的是，初三時，父親調職回花蓮，我和大哥當時就讀台中一中，住在台電宿舍裡。當時我還年少有玩心，晚上常和宿舍的其他學長偷跑到街上閒晃，大的壞事不敢做，大約就是對著女孩子吹吹口哨；但同住的哥哥，對我卻沒有特別約束。

有一回，我們三兄弟晚上同睡一席榻榻米閒聊，什麼樣的睡姿才最好？我得意地引經據典說，當如古人所云：「行如風、立如松、坐如鐘、臥如弓」，要彎著身子睡。但大哥卻說：「大丈夫當睡大字形。」就這樣大剌剌地張大身子睡，從小就顯現出他的自信。

「控制工程」專長，連陪病都能發揮

大哥上了交大後即離家就學，之後赴美深造，我們相處時間並不長。反而是日後我在馬偕醫院申請到了前往美國進修一年，有了與哥哥共同生活的經驗，見識到哥哥如何融入美國生活文化、建立起國際觀的思考模式，卻仍有異鄉遊子的鄉愁，不敢稍忘榮耀故里的初衷，這也是日後他積極奔走牽成宇昌案隱約的因素罷。

哥哥從交大電子工程系畢業後，一九七五年取得俄亥俄州立大學電機博士，專長自動控制工程，這是項通用技術，不同領域的產業都有需求，所以大哥從奇異電機（GE）、默克大藥廠（Merck）、基因科技（Genentech）到羅氏大藥廠（Roche），由電機領域跨足生技業。

最值得一提的是，他在擔任基因科技執行副總裁的五年內，將公司產值提高四倍，被稱為「楊氏定律」，即每公升單株抗體的產量約每四年提升一倍，相當於半導體界的

「摩爾定律」，也因此，大哥有了「生技界張忠謀」的稱號。

當羅氏大藥廠購併基因科技公司後，哥哥一路由資深副總裁、執行副總裁、七人執行委員之一，最後升任全球技術營運總裁，管理全球二十六家工廠、一百家委外工廠及一萬五千名員工，是華人少有的成就。

哥哥「控制工程」的本領有多高強？從很小的地方就可以看出來。父親罹癌住院時，憂心的哥哥返國探望，我親眼看到，哥哥如何將父親小小的病房，短短兩、三天之內，就建立起流暢的動線，管理得有條不紊，讓我折服。

原來管理開始於整理，在混亂當中找到秩序，在沒問題當中找到問題，在習以為常當中找到可以改善、進步的地方。

我生命中最特別的一年

一九八七年，我在哥哥建議下，前往美國俄亥俄州的凱斯西儲大學（Case Western Reserve University）及克里夫蘭大學醫學院（University Hospital of Cleveland）進修，就住在哥哥家，並帶著妻兒一同前往。

其實，當時我已申請到加州史丹佛大學醫學中心（Stanford University Medical Center）訪問學者，但大哥以他的經驗，認為我先住到他家，適應當地的生活方式、培養美國文化的思考，對之後的專業學習會更有幫助。

所以我一年的進修，前半年在俄亥俄州、住在大哥家；後半年則全家前往加州。我的妻子與一雙兒女也一同前往，那是我生命中最特別的一年，無論在醫療專業、家庭生活，甚至異國體驗，都充實而飽滿。

離開大哥家的前一夜，大嫂為我們準備豐盛的晚餐，飯後我彈吉他，為大哥唱文章的歌〈三百六十五里路〉。

……三百六十五里路呀，從故鄉到異鄉……三百六十五里路呀，從少年到白頭……

在世界舞台上大放異采

哥哥善於與人溝通，也樂於與人交流，一到美國即加入國際英文演講俱樂部組織（Toastmasters），依著Toastmasters聚會中，標準的「做中學」（learn-by-doing），培養自己的語言能力，也訓練與外國人溝通的膽識和能力。他們有一個有趣的分享會（Seminar club），幾乎集合了當地各領域的菁英，每週聚會時，輪流進行一場專題演講，跨領域交流。

住在哥哥家中那段期間，我參加了好幾回分享會。有一次，有位美國太空總署（N

ＡＳＡ）工作人員以吹風機控制乒乓球，示範並解釋流體動力學；另一次，有位財經專家分析股票投資操作原理。有一回輪到大哥主講，當時還在奇異公司任職的大哥，介紹了各種燈泡的特色和能源效率比值。

這個分享會每週都讓我大開眼界，如入寶山。我也見識到，大哥在當地菁英圈裡已是意見領袖，大家樂於向他請益與分享工作、生活的各種心得。

大哥有今日的成就，我完全不意外。從小，父親就知道長子會出人頭地，心裡一直期許著長子有朝一日報效國家。早年，大哥由美返國省親、度假，父親一定會帶著大哥去拜見孫運璿院長，每每不忘表達：「如果國家用得到的地方，我一定要他回來。」

當時孫院長認為時機還沒到，不料後勢發展出人意表，兩老紛紛因病倒下，不問世事，但大哥終究才華難掩，在世界舞台上大放異采。

宇昌案讓報國成黑影

追隨典範

明明是有著重要性、理想性和正當性的一件事情，滿腔熱血的奔走卻被有心人炒作成弊案！在政治算計裡，常常只有利益，沒有是非；要「廉垂四知，清白傳家」，必須有堅持黑白分明的勇氣。

即便已站上事業巔峰，但我相信，大哥心裡一直惦記著父親及長輩「報效國家」的期許。因此，當他有機會在被視為全球下一波新興產業的生物科技領域中，為台灣爭得一席之地的時候，才當仁不讓。

宇昌生技後來被有心人炒作成「弊案」時，大哥從未對姊弟妹們吐露過絲毫委屈，但我對早已名利雙收的大哥，參與此案純然為國為民的無私動機毫不懷疑。

這個案子選擇了治療弱勢中的弱勢——愛滋病ＨＩＶ病毒為標的，已隱含幾近恩慈的人道救援精神，同時，由製造、設廠到臨床試驗都將在台灣本土進行，一旦能開發完成，勢將把台灣提升到國際舞台上。

撇開我身為本案關鍵人物之一楊育民的胞弟，身為醫師的我，在生物科技和醫療領域上，應也具有專業判斷上的資格。我深深了解這個案子的重要性、理想性和正當性，但推動者卻遭政治栽贓，對這些心心念念國家前途的他鄉遊子，情何以堪？

當年國民黨籍立法委員向特偵組舉發，指控包括我哥哥在內及中研院院士陳良博、何大一等國際生技領域執牛耳者，利用國家資金圖利自身，還冠上「科技業敗類」不堪入耳的污衊。最後全案不起訴，又有誰還他們公道？

為國家生技找活水，竟被打成弊案

大哥曾公開發表宇昌生技的緣起與經過，肇始於二〇〇六年中研院院長翁啟惠甫上任後，為了替台灣生技找活水出路的宏大計畫而主動與大哥聯繫。兩人對於推動台灣發展生物科技為下一個經濟亮點和產業，具有共識與熱忱，大哥因而願加入台灣生技產業團隊，隨即並獲時任國科會主委、中研院院士陳建仁的邀請，加入國科會竹北生醫園區指導委員會。

當下大哥最深的疑慮，即在於此計畫恐會遇到的「政治障礙」，因為政黨是會輪替的，但科技發展不僅需要長時間，並且得永續。然而翁院長認為，他能夠以中研院院長身分獲得行政院的支持，可領導台灣生技產業發展十年，如此感動了並說服了大哥。

未料，大哥一語成讖，政治因素果然成為此計畫最大的變數。

難得的「世界級團隊」領軍

二〇〇七年，翁啟惠院長、陳建仁主委到美國舊金山召開竹北生醫園區指導委員會，在會議中，決議由國家發展基金來投資支持生技新藥開發、建立育成中心，並樹立醫材產業、製藥產業創業投資環境和誘因的共識。

此會議上，台灣國內、外生技重要官員及殿堂級專家齊聚，除了翁啟惠院長、陳建仁主委之外，還有時任衛生署署長侯勝茂、愛滋病權威何大一博士、張有德博士、蘇懷仁博士、陳良博博士、中央研究院王惠鈞副院長、國科會副主任委員戴謙博士、美國食品藥物管理局（FDA）的林秋雄主任、陳紹琛博士、中研院生醫所陳垣崇博士，與國科會駐舊金山的楊啟航博士等人。

大哥並與陳良博、林秋雄、陳紹琛、蘇懷仁、張有德與戴謙，同任竹北生醫園區七人執行委員，負責發展目標與策略、協調整合跨部會生物醫學相關資源。當時任職美國基因科技公司副總裁的大哥，知道基因科技將購併Tanox（由唐南珊和張子文於一九八六年所創辦），並計畫把愛滋病用藥TNX-355出售，建議可列為新藥開發的第一個標的。

在獲翁啟惠院長、陳建仁主委推薦加入國科會生醫指導委員會時，大哥即已向其任職的美國基因科技首席執行長亞瑟．李文森博士（Dr. Arthur Levinson）報備獲准，接下來，台灣籌組團隊爭取TNX-355的進展，也都獲其主管的了解和支持。

李文森博士獲悉台灣團隊中有翁啟惠、何大一與陳良博，讚許這是「難得的世界級團隊」。同時，TNX-355授權案在基因科技也不屬於大哥的部門，因為大哥事先早已注意並細心地做好其在基因科技公司內的利益迴避。

成功模範卻遭抹黑

當時，另有十多個國家的企業界也有興趣，甚至已有三家提出購買意願，台灣要爭取TNX-355專利，除了有時間及國際競爭壓力，甚至在人體實驗、生技創投與資金籌措方面，都還沒有完善的法令制度。大家分頭努力，翁啟惠院長與當時的經建會主委何美玥積極奔走，取得行政院副院長蔡英文和行政院院長蘇貞昌的支持，大哥則和何大一一致努力取得專利授權。

與基因科技公司的授權談判幾經波折，終於露出曙光後，必須成立正式的公司，卻找不到合適的董事長人選。由於當時蔡英文由行政院副院長卸任，團隊人員建議，希望藉由她的社會聲望來協助募集資金及整合投資人，這才把蔡英文「拱」出來，成立宇昌生技股份有限公司，成功爭取到TNX-355專利。

宇昌和TNX-355原是台灣開發新藥、推動生技的成功模範，不料，卻難逃政治抹黑。

院長交接典禮上，為大哥辯白

二〇一一年十二月二十九日，是我接任台北馬偕醫院院長的交接典禮。那段期間，正是宇昌案炒得最沸沸揚揚的時候，當天媒體聞訊而來，我知道他們的意圖，許多人都聚焦在「我是楊育民的弟弟」。

在大是大非的前提下，我選擇在這個場合為哥哥發聲，澄清哥哥確實是誠心誠意為台灣努力才參與此案，而此案中所有的推手，都是台灣在國際生技領域最有名望的人士，絕不能從利益去計算他們的動機；並替大哥轉達，蔡英文主席是他所認識的人當中，「有為、有守、有仁、有能力、有膽識、有擔當的六有之人才」的看法。

此舉當然被有心人士操作，認為是楊家兄弟公開替參選總統的蔡英文拉抬，這鋪天蓋地的抹黑之手也朝向我而來。可笑的是，過去我常遭抹藍為「國民黨權貴後代」，宇昌案後又遭打為「綠骨醫師」。

但我心裡並無顧慮。我的父親一生是忠誠國民黨員，但至我們兄弟這一代，非藍非綠，我們是正港「台色」。誠如哥哥所言，政治有藍綠，但醫療無疆，生技無色，愛鄉愛國愛人民，永遠超越政黨色彩。

我們都必須有堅持黑白分明的勇氣

這次的政治震撼洗禮，不禁讓我想起了過去父親擔任台北市長期間，有一度天天被某媒體「修理」。按理來看，那媒體明明是親國民黨的報紙，怎麼會專找國民黨籍市長的碴？父親特別找人請那位記者吃飯，並想順道了解原委，我也作陪。至今我仍記得，那名記者席間酩酊大醉之際，口裡仍喃喃說著：「要修理楊金欉，修理楊金欉！」透露出是高層主管授意。

當時，正是蔣經國總統接班人卡位之際，擁有高度民間聲望的孫運璿院長，不斷被點名是最有可能的接班人選。父親一向是「孫系人馬」，是否因而遭到某些力量攻擊，不得而知，但已讓我見識到政治算計裡，常常只有利益，沒有是非；要「廉垂四知，清白傳家」，必須有堅持黑白分明的勇氣。

TNX-355

簡單地說，TNX-355（藥名為ibalizumab，研發名為TMB-355）是一種人化（humanized）的單株抗體，它會和引發愛滋病的HIV病毒主要受體CD4結合，達到抑制HIV病毒感染細胞的目的，卻不會干擾T細胞的功能。

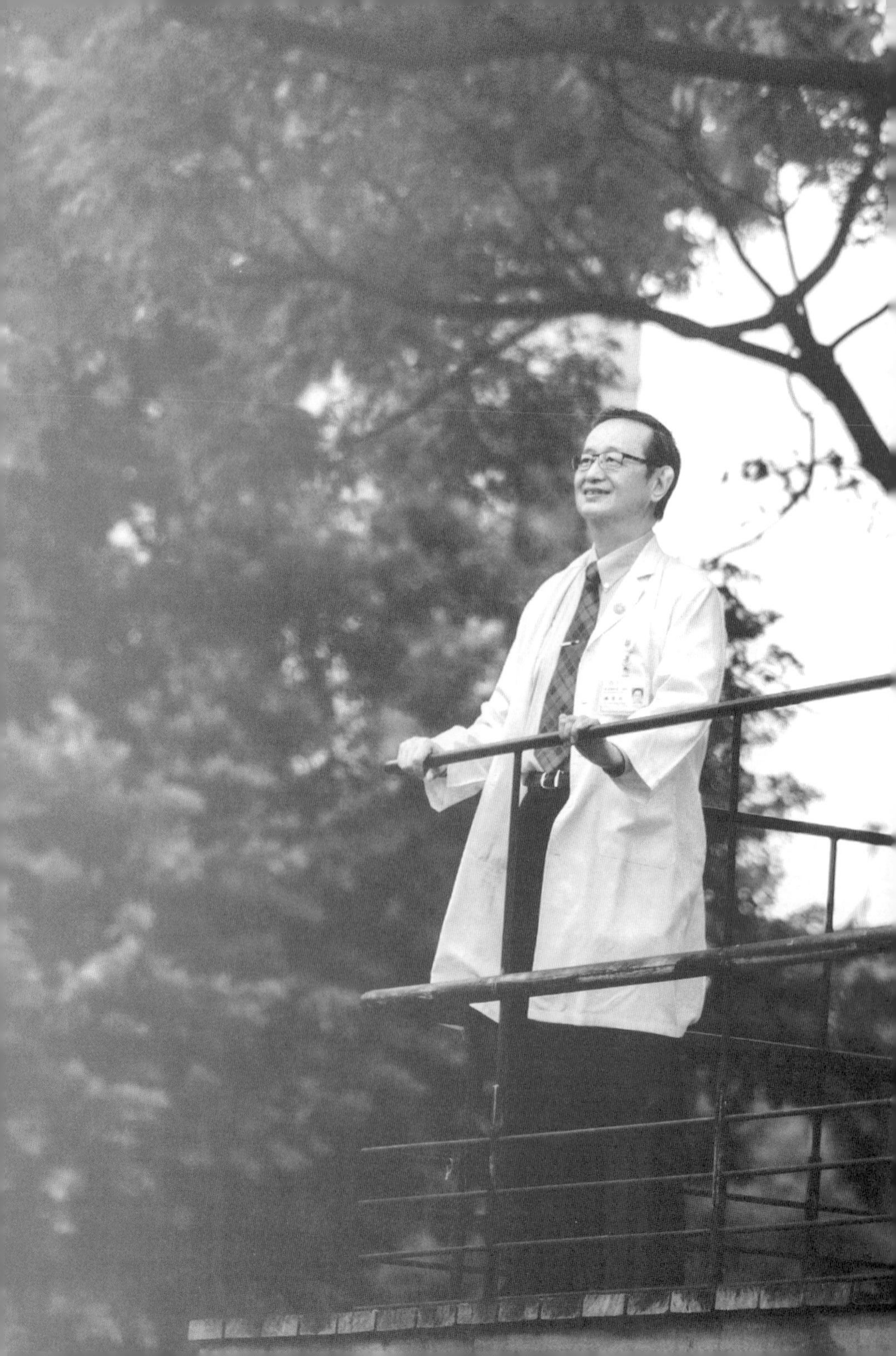

第四幕

責任——我的十字架

枝葉繽紛，其根唯一，
穿越輕狂歲月，
陽光中我抖落花紅葉綠，
如今，
且讓我枯萎成眞理。
——詩人葉慈，〈隨時間來的智慧〉

將人生往前移

傳承責任

我們常常錯失身邊美好的事物與呼喚，令生命蹉跎，終而未能成就心底的美景。然而，面對有限的生命，光是把握當下還不足夠，在臨終前想要完成的事，應該要全部往前挪移。

什麼是誘人墮落最惡毒的計謀？有個寓言故事這麼說：魔王要小鬼獻計引誘人墮落，第一個小鬼獻上「沒有天堂」，以使人類沒有盼望；第二個小鬼獻上「沒有地獄」，以使人不知警惕；第三個小鬼則以「永遠有明天」，贏得魔王嘉許為使人因循墮落的最佳妙計。

明明有限的生命，卻誤以為永遠不會結束，而讓握在手裡的「當下」輕易溜走，讓最渴望的夢想寄託於不可知的「未來」，讓生命終了於遺憾。

英國曾有一項調查顯示，五十歲以上的人們，將近半數辛苦了半輩子，卻連一個夢想也沒實現。夢想，成了多數人一生的空想。

使我們遺憾的，其實不是無法獲悉「大限之期」，而是懊惱未能握住稍縱即逝的當下。

罹癌，讓人擁有每一個今天

獲悉罹癌時，我也曾在內心抗議上天的不公，也曾覺得自己是委屈受苦之人。直到有一天，我經過高雄一處教堂，看見耶穌被釘上十字架前，最後說的兩句話——祂說：「我渴！」然而兵丁卻以海綿沾醋沾祂的唇戲弄祂，祂最後垂下頭以前說：「成了！」完成了神的救贖。

我當下湧出熱淚，耶穌這樣沒有罪的人，卻在十字架上替世上眾人承擔所有的罪和苦楚。《聖經》記載以賽亞預言耶穌的苦難：「他被藐視，好像被人掩面不看一樣；我們也不尊重他。哪知他為我們的過犯受害，為我們的罪孽壓傷。因他受的刑罰，我們得平安；因他受的鞭傷，我們得醫治。」

我受的苦，又算什麼？

我才慢慢領悟，上帝要我經歷癌病的旨意，是要我更謙卑仰望，鞭策我更積極用生命去成就該做的事。

將夢想與待辦事項「向前移」

我又想起了那位生性樂觀的癌症病人，她以自己切身的體驗正向思考，寫下了「罹患癌症的三大好處」：

1. 放下以前每天都須由她做的家中瑣事，從此只做愛做的事。
2. 家人從此都尊重她的意見，用心聆聽，不再如以往常當耳邊風。
3. 可以規畫剩餘的人生，擁有每一個今天，不再期待明天以後。

在過去我所照護的每一位病人身上，我早早體悟了生命有時盡，但我仍必須承認，直到與自己的死亡四目交接時，才真正清晰地「看見」生命終點近在咫尺、如此鮮明地橫在眼前，再怎麼奮發努力，再怎麼不甘不願，都無從抵抗向其邁進。

我終能感同身受那位可愛病人所說的「罹癌的好處」，即使我自認早有認知，也未曾蹉跎時光，一旦面對卻悚然驚覺，與生命的競逐，如此仍然不夠。

全美最大的安侯建業會計師事務所前總裁暨董事尤金．歐凱利（Eugene O'Kelly），在記錄自己腦癌末期最後時光的《追逐日光》（Chasing Daylight）一書中提及，面對有限的生命，把握當下還不足夠，唯有將所有的夢想與人生待辦事項「向前移」。

是的，光是把握當下還不足夠，在臨終前想要完成的事，應該要全部往前挪移。如果你現在五十歲，打算五十五歲再計畫思考這些問題，往前移；如果你現在三十歲，打算二十年後再計畫，往．前．移。

仔細聆聽身邊美妙的聲音

將人生往前移，因為我們確實常常錯失身邊美好的事物與呼喚，令生命蹉跎，終而未能成就心底的美景。

二〇一一年，《華盛頓郵報》曾策畫一個實驗，請一名小提琴演奏者，在華盛頓特區地鐵朗方廣場站（L'Enfant Plaza）入口，連續演奏四十五分鐘多首膾炙人口的名曲。其間，成千上萬的人從他身旁走過，卻無視於他的音樂，匆匆來去，僅七個人真正停下來聆聽，他的小提琴盒子裡只收到了幾張一元紙鈔。

沒有人發現，這名演奏者手裡的小提琴是價值三百五十萬美元、由義大利斯特拉迪瓦里家族於一七一三年製作的曠世名琴，而演奏者則是當今最有名的小提琴家約夏．貝爾（Joshua Bell）。就在這場乏人共鳴的地鐵演奏會前兩天，他在波士頓歌劇院演奏同樣的曲目，一張門票逾上百美元且座無虛席，一票難求！

對許多美妙的召喚，充耳不聞、視而不見，才是人們不幸的來源。

幸福的功課，我還有多少未寫盡？

哈佛大學最受歡迎的一門選修課是「幸福學」，聽課人數甚至超過了招牌課程「經濟學導論」。教導這門課的塔爾賓．夏哈爾（Tal Ben-Shahar, Ph.D.）博士，專長是正向心理學和領導學，他幫學生整理出了「十個獲得快樂的摘要」：

遵從你內心的熱情，多和朋友們在一起，學會失敗，接受自己全部的喜怒哀樂，簡化生活，有規律地鍛鍊身體，充足的睡眠，慷慨，心懷恐懼仍依然向前的勇氣，常常表達感激。

許多學生反映，這些看似簡單的觀念，比起任何更專業的知識技能都更受用，並且真的改變了他們的生活。我們人生追求的價值，不就在盡一切完成自己的「幸福功課」？

西班牙國王拉曼三世（Abd Al-Rahman III）二十一歲繼承寶座，統治半世紀，文治武功鼎盛，生活奢華。但是當他臨終回顧一生，卻充滿惆悵地說：「我在位五十年，征戰勝利，周邊太平，財富、榮耀、權力、歡樂，隨叫隨到，人間所有的福氣，毫不缺乏。然而我仔細計算，這一生我所享有純粹、真實的快樂日子，一共竟只得十四天。」

我也思考，自己在馬偕醫院工作將近四十年來，做了什麼？這堂「幸福的功課」，我還有多少未寫盡？我在接受了許多成功、恩渥的遭遇路上，是否也學會面對失敗？縱然我自況簡約，然而我是否夠熱情？我是否對周遭的人足夠慷慨、感激？即使心懷恐懼，是否仍勇敢前行？

我還有多少時間足以運用，不枉此行？

聽見自己心裡的聲音

三十多年來，我照護了許多重症婦癌病患，她們帶著希望來求助，不只在尋求醫治，更需要安慰和陪伴，她們是我心靈的導師。

這些用心走過的情境，歷歷在目，我彷彿又聽見那躺在走廊推車上，用盡最後的力氣、以微弱的喘息聲，在醫師耳邊說出感謝和道別的聲音。

這個聲音從不曾自我心中離去，就如席慕蓉的詩：

只為你的
悲哀已揉進我的
如月色揉進山中，
而每逢
夜涼如水，
就會觸動我舊日疼痛。

如今，我也聽到自己心裡的聲音。

經過疾病的耙理，我擁有比過去更強大的熱情，更堅定、更清楚自己要擔負的責任與追尋的目標，用我這向上帝借來的生命，榮耀我的家庭，尤其是榮耀我摯愛的馬偕醫院和閃耀在馬偕院徽上的十字架。

我要將自己追逐的目標「向前移」。我熱烈地完成了醫院未來十年的計畫、財務規畫、修建藍圖、功能補足與價值重建，我一向不敢怠忽當下，癌症卻督促我，加速往前！

癌症，或許便是約夏．貝爾為我拉奏的一曲樂章。我慶幸自己沒有錯過樂章中每個音符和節奏間隱含的曲意，然而，何處是休止符？何處是……終止符？

沒有鏽毀，便得燒盡

傳承責任

為什麼馬偕的信條是「寧願燒盡，不願鏽壞」？跟著前輩足跡四十年行來，我有了體悟：醫師的熱情，由看見被需要者的苦難裡滋生，因而迸發出的巨大能量，便足以「燒盡」一生。

我和馬偕有奇妙的緣分。

我的母校台北醫學院在第九屆之前，沒有固定見習、實習的合作醫院，我是第一屆和馬偕醫院固定下來合作的醫學生。從一九七二年、大六開始，在馬偕醫院擔任見習醫師，然後是實習醫師，服役後又成為馬偕住院醫師。

我的女兒在這裡由我親自接生，我的祖父、我的父親都在這裡治病，也在這裡去世；我想，自己人生的句點，也將會在這裡畫下。我在這裡看到生命的起落，體會愛人如己的真諦，也在這裡遇見耶穌基督，成為一生的信仰，成為基督徒。

我既是這裡的醫師，也是這裡的病人；既是醫院的管理階層，也是醫院服務的對象。

愈是弱勢，愈需投注關懷

這麼長的時間在馬偕醫院服務，我經常思考兩個問題：為什麼馬偕的信條是「寧願燒盡，不願鏽壞」（rather burn out than rust out），「燒盡」是一個多麼負面的詞彙？年輕的馬偕牧師在他二十八歲的時候，是懷抱什麼樣的感動與熱情，讓他到台灣來服事與奉獻，最後埋骨在台灣？

馬偕牧師曾在他的日記本中寫下：「我再次與祢立誓，就是痛苦至死，我一生也要在此地……被祢差用，願上帝幫助我。」其後，馬偕醫院的前輩歷次開拓新局，一九一二年，宋雅各醫生將淡水偕醫館遷移至台北，並命名為馬偕紀念醫院；一九二三年，北部台灣醫療傳道史上最重要的人物之一戴仁壽醫師來台，開始痲瘋病患的診療；一九六〇年，羅慧夫醫師接任院長，將醫療設備、醫療服務、醫師培育和任用制度現代化。

前人代代相傳，以愛灌注最冷僻弱勢的領域，包括照顧痲瘋病患、成立小兒麻痺重建中心、協談中心、自殺防治、首創加護病房、唇顎裂整形、燙傷病房等不求回報的醫療服務。

二〇一四年，台灣社會發生了震驚國際的高雄氣爆案，這宛若人間煉獄的情景，喚起所有老馬偕人三十多年前，即一九七九年台北市撫遠街大爆炸的悲慟記憶，那時整個公寓被夷平，三十三人死亡，許多傷患傷勢嚴重，焦急的家屬甚至一到馬偕急診室就雙膝跪下，哀求我們收治，原來他們已經轉了好幾間醫院卻因種種因素被拒收，馬偕義無反顧地擔起重任。因此，高雄氣爆案發生後，我也立即要求醫院燒燙傷病房團隊待命，準備隨時擔起後援工作。馬偕同仁們一定常聽我說：「當社會需要我們時，我們要如何回應？」

一九八二年內湖福田煤礦災變，受傷礦工因瓦斯外洩無法救出，馬偕同仁直奔災難現場，奮不顧身地深入地下一千一百八十公尺深處，冒險在黑暗中摸索救人。當時是在先父台北市長任內，頒獎給馬偕醫院的市長就是先父。

熱情，由看見被需要者的苦難裡滋生

一棒又一棒，挑起最乏人問津的擔子，在每個時代的危難現場留下足印，建構起這家醫院的核心價值。跟著前輩足跡四十年行來，我應有了詮釋的資格，馬偕牧師的熱情由看見被需要者的苦難裡滋生；因而迸發出的巨大能量，足以「燒盡」一生。

當我獲悉自己生病時，第一個念頭便是：「自己有沒有能耐再勝任馬偕院長？」如果沒有足夠的體力與精力將馬偕精神延續並開展，或為了接受某種馬偕無法提供的醫療而至他院治療，那就是我無法再為馬偕燃燒自己的時刻，亦便是我沒有資格再承繼光榮的使命，該卸下這個職務交由更適任的同仁。

在我評估可以帶病工作時，即便化療期間，不管是治療或休息，工作不敢稍懈，藉由電子公文系統、行動醫療網仍在第一時間處理公務，而我們的團隊是如此的稱職和合一心志。

橫在我眼前的，是馬偕的新時代挑戰。時光累積了這家醫院悠長的歷史厚度，然而，卻也讓它無可避免地陳舊老邁。

以「病人」的眼光改造醫院

多年前台北院區在規畫的時候，是以門診、急診每日服務病患數約四千人為基礎；如今，已經超過了七千人。猶記得許多年前，有回我接生時，產房水管破裂，一名待產的產婦被灑了一身水；不料生產不順必須剖腹，由於手術時必須在身上貼止血與切割用的電燒貼片，產婦因為身上有水而漏電，腳被輕微灼燙傷。

雖然宅心仁厚的病人以「合當有水火之災」自我解嘲，並不對醫院追究，但這件事讓我始終惦記著，建築物和人一樣，有了年歲必定有一些老化帶來的毛病。特別是醫院有許多細微地方，需要很慎重地觀察檢查，超過三十年的管線通道、氣體電路空調等，必須保養維護，甚至翻新，更不要說眼目所見的裝潢格局也須更新。

之前幾任院長同樣看到了這項改建工程的重要性，都著手計畫要整修病房，卻面臨服務將縮減，恐使等待求治的病人被拒於門外，甚至收入減少，營運出現壓力，便難以痛下決心執行。這一棒交到我的手裡時，我很明白，我無可逃避這項艱巨挑戰。整修病房和重整院區，必須要即刻著手，而整修的靈魂人物，便是在聖靈感動的那一夜，打電話告訴我「院長，我願意和你一起努力」的行政副院長張文信。

我們團隊記取過去採全棟規畫完成才發包，結果常因醫療進展快速，發包時又必須修正規畫，造成不斷重新規畫、最後無法執行的教訓，而改為區塊式規畫、逐步整建，提升效率。

與病人一起進入現代化

二〇一四年，我們將常塞滿人潮的台北院區一樓門診檢驗區重新規畫，建立自動化備管與叫號系統，縮短等待時程。但新設備最難改造的是老病人的慣性，按機器取號，初期有些老人家不習慣，有勞馬偕強大的愛心志工協助服務，領著病人與醫院共同進入「現代化」。

婦兒科一向為我們發展的亮點，兒科病房當然也是整建的首要之務，不僅將病房集中在四個樓層，每個小病床旁還都配置了床邊數位系統，讓正值活力充沛、好奇探索急速發展期的孩子，不因病而受困、封閉，藉由數位系統裡的視聽娛樂來舒緩心情；同時，更便利醫療人員查閱病歷、家屬的病床呼叫等。整體的改建方案並配合兒科團隊原本卓越的基礎，也通過了衛生福利部首批兒童醫院的申請。

當然，自己如同「恩賜」的一場病，不能生得沒有意義，在治療、住院期間，我得以從一名病人的眼光來檢視醫院待補強的軟、硬體，特別是長期住院和追蹤的癌症病人。

現代化癌症治療服務當以病人為主體去思考，特別應體貼病人日常生活的需求，得了癌症，每天仍要好好過生活，不是只為了等待一次又一次的治療。

因此，先進國家的癌症治療多已轉型成門診治療為主，方便病人把治療當成一場「下班後的約會」，在不影響工作之下進行化療及追蹤。

我們將台北院區的呼吸照護中心挪移到淡水，與淡水呼吸照護病房合併。這使我們可以在中山北路最方便處騰出空間，做為癌症日間照護中心，布置一個去掉「看病」氣味的舒適空間，同時開放夜間治療，讓病人不必特別請假來化療。

我們接待了「天使」

提升服務，永遠是醫院經營的核心，甚至是「收穫」。

《聖經》希伯來書上說：「不可忘記用愛心接待客旅，因為曾有接待客旅的，不知不覺就接待了天使」，要用心照顧異鄉人和需要的人。在醫院整建計畫中需要龐大的經費，甚至面臨法規及流程上的困難，但我不只一次遇到了先前我們醫院同仁們不小心照顧到的「天使」，適時推了我們一把，讓我們得以躍進。

歷時兩年多，馬偕台東分院的急重症醫療大樓於二〇一四年五月完工了。這棟大樓是為了再提升台東地區的照護能力而建，總經費預定十億元，醫院自籌八億，預計對外籌募兩億。我們邊蓋邊募，過程中不知資金何時會到位。

期間，我寫了一封信給二十多年的老友江先生，他只在電話中淡淡對我說：「育正，我給你捐兩千。」結果我收到了「兩千萬」。

同樣令人感念的是一名台東在地企業家，一口氣開出了總數兩億的十幾張支票。她在電話中對我說：「我手中還沒有這筆錢，但我把支票先給出來，會努力去達成這個目標，也激勵自己更努力工作。」而後，她的支票，全數準時兌現了。

這兩位馬偕的「大天使」，都是年輕時曾在馬偕就醫，度過了生命危難的時刻，而在心中種下善心。我知道在他們看來，自己只是平懷、泯然自盡而已。但醫療人員之所以能有「燃燒不盡」的熱忱，常常便是來自這般綿延不絕的善美火種。

父親的奇異恩典

另一個奇異恩典，則是來自我父親的德蔭。

比起台北和台東，更艱巨的是淡水院區整建計畫——因為在恩典樓和馬偕樓之間有條既成道路通過，讓院區分隔、無法連結，多年來都無法克服。

後來，我們終於遇到一名政府人員協助，找到公共與醫院建設兩全其美的做法：可經由都更檢討，將既成道路外移；並將恩典樓前棟拆除後改成綠地，換得建蔽率與容積率，蓋起兩棟醫療大樓與護理之家間的連結大樓，讓院區得以完整，就醫的病人也能更便利。

這名政府員工是父親過去的舊部屬，父親去世至今已二十四年，此事讓我再次緬懷先人德澤。

讓先輩們的精神持續閃耀

每年六月左右，都是醫院護理師人力的最低水位。在人力本已不足下，同時要維持照護品質，無可避免地要關掉一些病床。不過，我們卻乾脆恰好利用這個期間整修病房，一來，可將病患就醫的影響層面降至最低；二來，減少的人事成本多少可彌補營運短少部分。

同時，我們提早與病患溝通，減少不必要的住院天數，提升了住院排程效率及醫病治療計畫；並碰上健保署補充保費調整了婦兒科給付，由於正好是馬偕服務的主要科別而獲益。

這些都使得醫院在二〇一三年和二〇一四年的整修期間，不但沒有繳出赤字，還有一張亮麗的成績單。這真比我自己化療完成後接到健檢「All Pass」報告，更讓我安心！

我既沒有鏽毀，也還能燃燒，讓先輩們傳下的熊熊火炬和馬偕精神，持續閃耀。

一別三十七年，老院長羅慧夫回娘家

傳承責任

睽違數十年的「回家」，是傳統老幹與新枝交會的一刻，這裡是他們出發的起點，也是最終渴望回歸的終點。我們承繼先行者留下的光環，承擔著撫平傷痕的任務，而和解，是一種彌足珍貴的修補。

「我們的心，從來沒有離開馬偕！」陪伴八十六歲的羅慧夫醫師一起回娘家的夫人白如雪（Lucy）這麼說。

距離他們兩老離開馬偕醫院，已經三十七年之久。老院長說：「我以為這輩子不會等到這一天了！」

二〇一三年十月一日，對馬偕人來說，是十分動人的一天，我們紅著眼眶，迎接我們的老院長羅慧夫。他是帶領馬偕全面進入現代化醫院的巨擘，他的離開，也是馬偕建院以來曾遭遇到的最大危機。

開疆拓土的魄力

老院長對馬偕的功績不可抹滅。

一九五九年，自美來台接掌馬偕醫院的他，面對的是老舊的設備及困窘的財務，有時連發薪都困難，甚至曾返美募款以紓解財務。

在他任內，逐步建立起現代醫院的經營管理機制，首創「行政副院長」一職，由專業企管人才擔任，讓醫療與經營獨立管理；並引進美國「指定醫師費」，提高醫師收入，嚴禁醫師收紅包及開業。更積極爭取贊助同仁出國進修，且常自掏腰包送人才出國。

他一方面讓醫院財務穩定，一方面開展照顧弱勢病患的服務。首創「小兒痲痺重建中心」，把救護車變成娃娃車，每天接送病童；建立第一個「唇顎裂治療中心」、「燒燙傷中心」與「痲瘋病特別皮膚科」；還成立了全亞洲第一個自殺防治中心「馬偕生命線」。全台第一個加護病房亦是他任內在馬偕所開設。

老院長離開後，未再踏進馬偕

一九七六年，羅慧夫院長對於醫院的建設、發展及經營理念，未獲董事會支持，他如同「破門出家」而去，創建了長庚醫院，而由他一手栽培的醫院行政專家張錦文、外科菁英——包括長庚整形外科教授及中研院院士魏福全醫師、蔡裕銓醫師與多位傑出的他科醫師，大批人才追隨離開，醫界私下議論：馬偕完蛋了！

我就是在風雨飄搖中的那年，進入馬偕醫院擔任住院醫師。所幸在危難中接任的院長、現在的名譽院長吳再成醫師領導下，大家同心努力，終於能夠站穩腳步轉危為安。但此後，羅慧夫院長便再沒踏入過馬偕一步。

此次他的台灣行是由羅慧夫顱顏基金會安排，可能就是他最後一次的台灣行。對於他人生精華歲月所奉獻的馬偕醫院，豈能錯過說再見的機會而徒留遺憾？因此我們積極促成，私下安排他「回娘家」，在馬偕醫院中山北路人行道的紅磚牆前，留下最後一張珍貴的合影。

在相聚之中和解

我雖只在實習醫師受訓時短暫與羅慧夫院長接觸，談不上共事，但每一名馬偕後

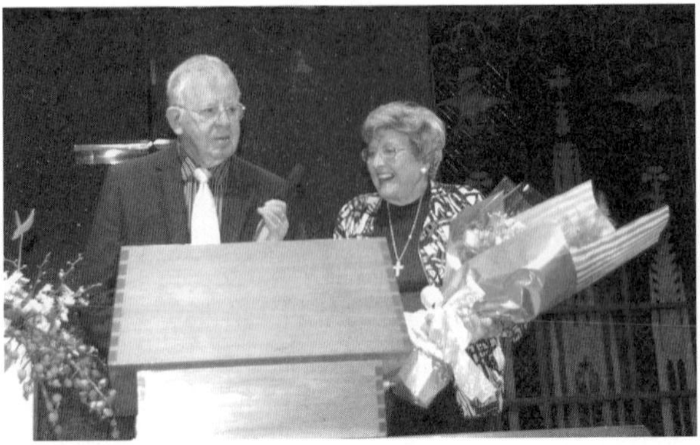
老院長夫婦上台致詞，字字深刻動人。

輩，都沾染其立下的風範，並受惠於他建立的制度。當傳出老院長近年深受帕金森氏症之苦，需植入晶片治療，卻因過往把一生奉獻給教會及照顧病人而難以負擔自己的醫療費用，我曾透過管道表示，願意替老院長籌措醫療費用。後來，由他的學生們主動捐款幫助他完成手術。

在老院長可能是最後一次返台時，我們在一個特別的感動時刻邀請他回到馬偕參加員工大禮拜，他顯得有些吃驚，還擔心地詢問我：「楊院長，董事會有多少人支持你？」顯見他愛護後輩的心意，與早年離開馬偕留下的芥蒂。

但我很驕傲，促成了這次的團聚。我們欠這位老院長一個公道。

三十多名老馬偕人風聞老院長要回馬偕，呼朋引伴地一起來參加禮拜，這是馬偕傳統老幹與新枝交會的一刻。記得當天白如雪夫人說：「想到以前我們在馬偕醫院時，住在醫院隔壁的醫師宿舍。我們的四個小孩都會說英文跟台灣話，一個女兒還嫁給了台灣人，我們家人都對台灣保有十分深厚的感情。」

羅院長致詞時提到：「常常想念在台灣的一切。也再次感謝馬偕醫院全體同仁，能夠讓我有機會共同服事，將一切榮耀歸給主。」全體員工起立鼓掌，向這對為台灣付出畢生精力的宣教師夫婦致敬。

早期受過羅慧夫小兒麻痺重建中心照顧、現在仍在職的員工簡漢鏘，也特別上台與老院長握手致謝。羅慧夫夫婦見到過往舊識，也數度感動地哽咽。

撫平過往分裂的傷痕

馬偕有光榮的歷史，也有些創傷與撕裂，我們承繼先行者留下的光環，也承擔撫平傷痕的任務。

除了羅慧夫老院長，當年與他一起離開馬偕的前行政副院長張錦文、也是台灣第一位非醫療人員的副院長，對於國內醫院管理、健保制度建置有重要貢獻。在生前最後的病重時刻，他也向我聯絡表達，欲回到馬偕醫院做最後的告別禮拜，我趕緊安排促成。這裡是他們出發的起點，也是最終渴望回歸的終點。

我接任院長時，榮譽院長吳再成醫師給我一句叮囑：「家和萬事興！」在我就職前的一段風風雨雨，讓我格外能體會醫院分裂將付出何等代價，就職第一年，我即訂下「和平之年」的目標。然而，和解不只是我對全院未來發展的承諾，也該是對過往缺憾的修補。

感恩、專注、熱誠、謙卑、信心、真愛、喜樂、真誠、創新、堅毅、寬容、分享，是馬偕文化的十二個美德，不僅是基督教精神的實踐，也是無數先輩們建立的珍貴資產，延續馬偕醫院美好的精神與傳統，維護馬偕企業文化，讓凡是踏進馬偕醫院來的，都感受到這樣氛圍。這是我就職時對同仁們的期許，和對我自己的承諾。

感謝為馬偕美好傳統與精神奠定根基的每一位前人，他們在馬偕的歷史永保一個尊榮的位子，讓後人得以依循前行，毫不遲疑。

時隔三十七年，老院長羅慧夫夫婦終於和馬偕人重相聚。

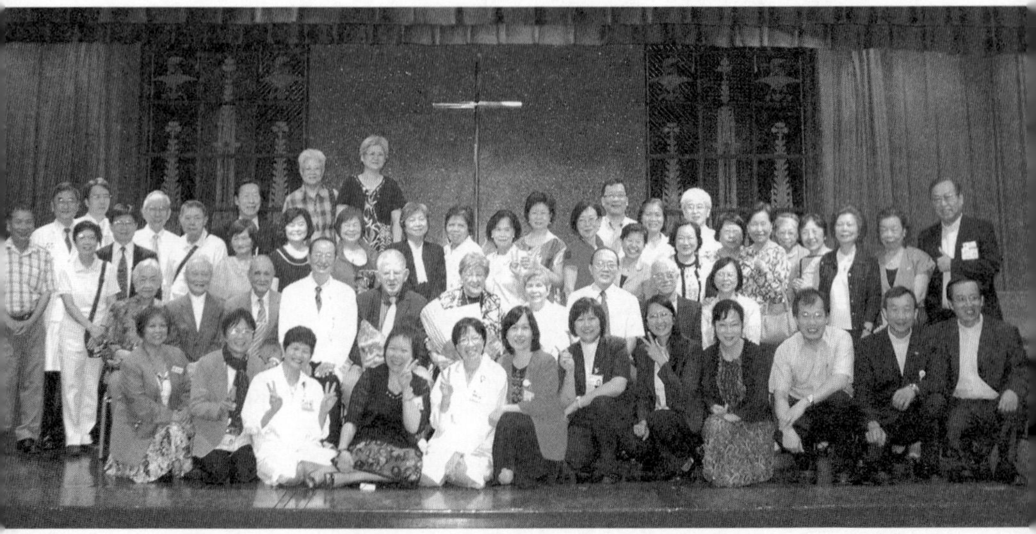

讓更多新生命能平安活下來

傳承責任

一個人性化的社會，有責任把每一個孩子送到安穩的環境中，平安長大。讓每一個生命都能找到「出口」，也能找到安穩的「落點」，是我醫療生涯最後的掛念，與全心想成就的事工。

身為一個由高出生率年代走來的老婦產科醫師，我最大的憂慮便是：台灣新生寶寶一年一年消失！

這無關乎婦產科「前／錢」景的考量，而是對台灣社會人口結構嚴重斷層的不安。四十年來，我們每年新生的孩子由四十多萬少掉了一半多，成了全球生育率倒數第一的國家——這少掉了多少將來的勞動人口，少掉了多少家庭支撐，又少掉了多少未來的「希望」！

人生的每個面向都值得祝福

我的女兒凱雯是典型的新時代女性，優秀、自主、獨立，曾經「不想要孩子羈絆」。她自小見母親以家庭、孩子為重心，放棄自己的事業與才華，「人生不該為了另一個人而改變自己」，這是凱雯的想法。她婚前表明自己不生孩子，曾被冠上「接生大王」封號老爸的顏面就不提了，光就一個與天下父親同樣懷著「抱孫」期盼的平凡老爸，即使真有絲惆悵，卻也只能尊重。

但她意外懷孕後，對於自己的生命和女性的成就，有了全新的體驗。生下第一個孩子，便迫不及待地歡喜孕育了第二個。放下她曾視為代表人生價值的事業，甘願且滿足地在家當一個全職的「博士媽媽」後，她再對我說：「孩子圓滿了我的人生，值得放棄職場上的事業。」

人生有太多的面向，每一個面向，都值得祝福。女人想追求全然獨立、選擇不依附或寄託另一個人生活，值得祝福；但若選擇回歸家庭、全心照顧孩子，並不降低自身價值，更該祝福。

讓生命找到「出口」和「落點」

國家政策、社會環境，又該如何支持想要成為一位「母親」的女性呢？每一個「母親」的誕生，完整的不只是女性的人生，也是社會的結構。

根據行政院國家發展委員會估計，二〇一六年，台灣的「扶老比」（工作年齡人口扶養老人比率）將升至百分之十八，超過「扶幼比」的百分之十七點八（工作年齡人口扶養幼兒比率）；沒有足夠願意照顧新生命的女性出現，往後也將沒有足夠照顧老年人的人力。

我認為，應該要讓想生育的，有生育機會；已經生了卻沒有養育能力的，有友善的扶養管道；而生了不健康孩子的，有妥善照顧的社福防護網——如美國加州，若有特殊照顧需求的小孩，可由政府的社福機構安排讓另一家庭照顧，做為他們的正式工作，如此而活了兩個家庭。

讓每一個生命都能找到「出口」，也能找到安穩的「落點」，是我醫療生涯最後的掛念，與全心想成就的事工。

生育是女性應有的人權

願不願意生育，可以是一個選擇；但不能生育，是一種「疾病」。在促進生育的協助上，醫界的責任是提供適切的「治療」；但政府的責任除了該消除生養負擔、提高國人生育意願，也該消除治療的「障礙」。我主張，健保至少應給予三次不孕婦女人工生殖、試管嬰兒的補助。

女性在出生時有兩百萬顆卵子，青春期時約剩四十萬顆，大約每個月會排出一顆成熟的卵子，但會有約一千個卵泡萎縮，如此速度的消耗，過了三十歲，常只剩十幾、二十萬顆卵子。

在生理上，女性在二十到二十五歲是生育最巔峰的時期，但三十歲之後心理和社會的發展才會成熟。所以，二十五歲到三十五歲是成為一名母親的黃金時期。現今社會女性在知識創造、生產能力及社會期待的壓力方面，不亞於男性、甚或更高，讓許多女性錯失了生理上的育齡時間，當再回頭來想一圓成為母親的角色，因年齡造成功能衰退或疾病引發的障礙，而必須做人工生殖時，卻得自行負擔所有高價的醫療費用，何其不公？

我有許多病人，因為複雜棘手的子宮內膜異位症，年紀輕輕時便一再手術，導致日後生育困難；也有罹癌婦女，拚了命想保留生育能力。她們之中，許多人是可以藉助人工生殖技術完成生育夢想的，但每次動輒一、二十萬的試管嬰兒費用，確實有人被迫放棄這個夢想，形同被剝奪了女性可以選擇成為母親的「人權」。

人工生殖補助，全體社會受惠

我很高興聽聞，衛生福利部宣布擬分三階段推出「人工生殖補助方案」，預計二〇一五年起，第一年補助中低、低收入戶的不孕夫妻，每年最高十萬元的人工生殖補助費；第二年和第三年逐步擴大對象。

我期待隨著補充保費的徵收改善了健保財務，這項政策真能落實，而且朝向仿效先進國家的給予每人三次補助的方向努力。因為這些因年齡或疾病而造成不孕的婦女，卵子品質或子宮情況已不在最佳狀態，一次「中的」機會或仍不高，若真要給她們生育的機會，必須建立在一定的次數之上，才能達到受補助的婦女與政府人口政策的雙贏。

我也相信，若能將人工生殖納入健保給付，由健保署統一議價、定價，勢能讓治療費用降低，減少對健保財務上的負擔，卻能讓多少已飽受身心煎熬的婦女，不再額外增加她們經濟負擔上的壓力。

一個身心健康的母親，是一個身心健康孩子誕生的基本前提，最後受惠的仍是全體社會。

那些被遺棄的新生命……

不過，事實上，人工生殖確實無法解決所有的不孕問題。不少不孕夫妻再怎麼努力、再怎麼不惜成本，仍無法換得一子半女。然而，每年卻總有一些孩子，在不被期待下來到世上，多半是出於那些年輕、未婚小爸媽的少不更事，不小心有了孩子後，難題又常是落在小媽媽身上。我們不時看到社會新聞報導，哪裡出現了被丟棄的新生兒，地點不是在廁所、垃圾桶，便是在荒僻的草叢中。

這樣的新聞總讓我內心糾結不忍。我不忍那些被包裹在塑膠袋、報紙、破布裡的嬰孩，沒有溫暖的生命起點，是如此不堪；我也不忍那些懷著恐懼、罪惡感逃亡的年輕媽媽，一輩子要埋下怎樣的陰影，甚至可能面臨法律責任的追究。

在台灣，這樣的行為觸及「遺棄罪」。但法律的條文，不僅無法阻止悲劇的發生，更可能逼迫這些無處求助的少女只有選擇逃避，而將孩子棄置在毫無保護的環境之下，對母親與孩子的傷害都加劇。據內政部統計，二〇一〇年到二〇一四年，台灣共出現了一百零六名棄嬰。

早年，醫界有個不能說的祕密：在台北西區有提供「特殊服務」的婦產科診所，扮演了出養的地下媒介，幫忙這些走投無路的產婦生下孩子，然後直接將出生證明開給願收養孩子的婦人。這種暗地裡的交易，雖然同時跨越了法律與道德的界線，某方面也突顯台灣法令無法跟上實際的需求。

合法棄嬰管理應建立

在國外，包括德國、俄羅斯、日本、瑞士等國，都有所謂的「棄嬰保護艙」（baby hatch），即在醫院或社會服務中心設立窗口，通常裡面設有一張具偵測感應器的嬰兒床，當嬰兒被放入時，自動但稍延遲時間通知負責管理者來抱走並照顧嬰兒，不對放置嬰兒的母親有任何的詢問及追蹤。

美國和法國，甚至有相關的立法保障婦女「匿名生產權」，目的當然不是縱容或鼓勵家長隨意遺棄孩子，而是在於保障孩子有一個安全存活的權利。在德國，給予家長八週的反悔時間，在這期間可以前來帶回自己的孩子，八週後才開放領養。奧地利則由社服機構照顧半年，半年後才移至出養系統。

連中國都在二〇一三年底開始設置「嬰兒安全島」，裡面有保暖設備，但刻意不裝置錄影設備、不留影像紀錄，並有紅外線警報器，不過偵測通報的時間延遲五分鐘，一方面留給父母親匿名離去的緩衝時間，一方面也避免人口販子偷抱走嬰兒。

日本熊本市慈惠醫院將這類的窗口命名為「鸛的搖籃」。在美麗的古老傳說中，孩子是鸛鳥為父母送來的禮物，即便不在預期中誕生的孩子，都是一份美好的生命禮物，一個人性化的社會，有責任把每一個孩子送到安穩的環境中，平安長大。

在台灣這個全世界出生率最低的國家，對於每一個新生命都更應好好珍惜，我期待並期許自己能夠促成，這樣以生命為本的政策和機構及早被引進。

巴掌天使健康地飛

沒有任何一個新生命該被輕言放棄或犧牲，無論是家庭環境或身體健康上的缺損、不足，社服資源及醫療照護，都應盡力彌補。這是台灣追求「進步」最該被重視的指標和價值。

我有一位非常令人敬佩的前同事、小兒科醫師何文佑，稱得上是台灣「早產兒之父」。在全民健保未開辦前，極低體重的早產幾乎等同於早夭，因為每一天光是住在保溫箱的費用，即相當於住在大飯店的費用，沒有多少家庭負擔得起，更別提後續繁複的醫療及不可預知的結果。何醫師總是對著愁雲慘霧、急著想辦理出院的家長說：「治得好，你們再帶回家去；治不好的，醫療費用我負擔。」數十年後，他的義行風範仍歷歷在我心中。

有鑑於此，一九九二年馬偕醫院推動成立「早產兒基金會」，當年我任職婦產科主任。其後，我更出任第四屆早產兒基金會董事長，我很幸運，有機會從一名臨床照顧醫師，踏入公益服務的領域。

這些年，在早產兒基金會的努力下，建立「袋鼠護理」，讓孩子出生後立即與母親做肌膚接觸；開辦早產兒照護示範病房，讓住在保溫箱裡的寶寶能感受到日夜光線的差別變化；並落實早產兒分級轉診醫療。基金會更聯合五家醫學中心發展出標準照護，引導主流議題。配合健保開辦，讓這些帶著還未成熟的小小身子提早出世的孩子，能在妥善照料中趕上成長發育的「進度」。

早產兒可能會有視力發展、呼吸障礙、腦性痲痺等問題，需要醫療團隊與家屬長時間的配合。早年，許多家屬常對醫療人員暗示：「若沒有把握（治好孩子），請不要加重我們的生活負擔。」這是最艱難的時刻，醫療人員往往當家屬在治療完成前把孩子抱回去時，別開頭去。

我慶幸，這些年下來，這樣的遺憾幾乎已經消失。但我們仍繼續檢討、提升，如何能讓小小巴掌天使，有更少的後遺症、更良好的發育。

照顧早產兒，激勵醫界新血

不久前，在一次院內婦兒科聯合討論會上，新生兒科的張瑞幸醫師提到，有一種低溫療法，用於讓有窒息後腦病變危險的早產兒，可有效改善神經發展預後、減少腦部傷害，不過，這種治療費用很高。

低溫療法需要一套能感溫，並以能偵測病人體溫、且由電腦控制溫度的裝置，將特定溫度導入包覆在病人身上的低溫氈。儀器設備就將近兩百萬，低溫氈則是拋棄式，三天一個療程，每套只能用一次，孩子一套要兩萬五千元，亦可用在腦傷的大人身上，一套約六萬元。

因為設備及耗材太昂貴，醫療團隊擔心加重醫院及家屬的負擔，只有土法煉鋼，以冰塊鋪上墊子。我獲悉後，立即交代醫院緊急採買，並在社服室提供專戶、由我自己專募來一百萬基金，只要醫師評估個案狀況需要使用、家庭負擔又有困難，即提供病兒免費使用。一年來大約有八個小病人受惠，並持續協助後續需要的病童。

令我感動的是，這套低溫療法挽救的不只是這八名小病人，更挽回了一些可能對醫療價值混亂的醫界新血。在一次住院醫師招考時，來了一名申請的醫師提及，會選擇馬偕，即是他在實習時參與了那次婦兒科聯合晨會，看到了馬偕醫院是按照核心價值運行，讓他想成為這裡的一分子。

鼓勵國人「增產報國」，對於政策制定，要敦促主管機構重視、推動；而在醫學教育上，要在年輕醫師心裡種下一顆顆「重視生命」的種子，則是醫界老兵的責任。

讓每個生命最終都走向平靜

傳承責任

對於末期病人而言，究竟是我們減緩了他們的煎熬痛苦？還是他們解放了我們的無能為力？當我們也走到最後的時刻，我們的期待是什麼？藉由照顧癌症病人，我一次又一次地，重複思考這些問題。

孟蓮臨終時疲憊的笑容，許多年來，常浮現在我的腦海。從發病到離開，短短不到兩年，孟蓮一直無奈且平靜地接受醫療的不確定性和藥物引發的不適感。她總是滿臉愁容，卻又那麼體貼地勉強自己露出微笑。她的「苦．笑」，讓我反覆思考，對於末期病人而言，究竟是我們減緩了他們的煎熬痛苦？還是他們解放了我們的無能為力？

她是個人生坎坷的婦人，就醫前不久，丈夫才去世，小孩皆尚未成年。因為未定期做抹片檢查，子宮頸癌錯失了早期診治的機會，就醫時已第四期，癌細胞罕見地轉移到胸部皮膚上，化療和放療沒能控制病情，又得接受全身性化學治療。

她那疲憊卻善解人意的微笑

每次化療，孟蓮都劇烈嘔吐，最好的止吐藥物仍無法緩解。但即便癌症最後蔓延到肝臟、肺部、骨骼甚至腦部，我每次巡房，她總是在疲憊中勉力又擠出笑容。

最後，她簽署下放棄急救的同意書。

有一天回診時，我問她：「還有什麼想做的事？」她說：「我想吃生魚片。」當時她腸道阻塞嚴重，根本無法進食，再說化療病人抵抗力不好，也不宜生食魚肉，我們只能放在心裡。

幾天後，她的病情更為惡化，意識也時而清醒時而沉睡。一天傍晚，護士小姐很高興地告訴我，孟蓮情況好轉，腹脹略消，孟蓮媽媽買了生魚片讓她略略享用，吃過生魚片，她就平靜地睡了。

兩天後，孟蓮去世。

孟蓮最後的願望，是她的灑脫？抑或只是她的無奈？是「一切都是命，半點不由人」的無力感，還是徹悟以後的放下？當我們也走到最後的時刻，我們的期待是什麼？

藉由照顧癌症病人，我一次又一次地，重複思考這些問題。

在抵達目的地之前

若由哲學或宗教角度來看，生命最後的歸途便是靈魂重新出發或永遠安歇平靜，而無論信仰前者或是後者，都懷有同樣的恐懼：抵達目的地之前，是由痛苦還是安詳隨行？

在我單純是個醫師時，信奉「醫師無知，是為無德」，竭盡所能地為病人尋求當下最佳的治療，對每一個療程的步驟與意義瞭若指掌，我認為這便是一個醫者為病人福祉所應盡的最大職責。成了病人之後，卻在接受髓鞘內化療、針頭要扎進自己皮膚時，在做大腸鏡、脫下褲子等待檢查時，仍舊驚慌。

我對自己的驚慌也感到驚慌。原來單是提供最好的醫療，並無減於病人的恐懼，病人的感謝或致意，常常只是出於對醫療人員的善意回饋。未知，是病人害怕的源頭；疼痛，則是病人害怕的後果。

帶頭預立安寧緩和意願書

在生命終點，病人害怕的從來不是死亡本身，而是最後一段路的過程。我於是更加明療，協助病人免於恐懼與痛苦的折磨，不僅是額外發心的醫德，也該算在醫術本業之列。

罹病前，我即認知推動安寧療護的重要，在發起醫院主管「one day in hospice」安寧病房一日體驗活動前夕，發現自己罹癌。而兩年後的今天，成了「癌友院長」的我，對安寧療護有更深刻的體認，更覺得有特殊使命，再發起院內主管帶頭簽署〈預立安寧緩和醫療暨維生醫療抉擇意願書〉。

兩年前意外的「巧合」，不是沒讓我心裡覺得有些「陰影」，但這是正確的事、該做的事，不能因一些巧合而犯忌諱。我帶頭簽署，同時也與同仁相約，訂下三年內讓馬偕醫院達成「無痛醫院」的目標。

病人的疼痛不該被視而不見，無論是否為癌症病人、無論疼痛是否危及生命，找出病人疼痛的原因、緩解病人身心的痛源，是醫師該盡的努力。因此我們在院內成立疼痛中心，要求每科醫師都應做病人疼痛評估，給予適切的幫助。

把眼光看向身邊照顧我們的人

末期病人痛苦與恐懼的來源及需要照顧的面向，更為繁複。安寧緩和醫療便是醫療終極關懷的體現，它可減輕或免除末期病人的生理、心理及靈性痛苦，施予緩解性、支持性的醫療照護，增進其生活品質。醫療人員需要從不斷提升專業技能和愛心、耐心中，在生命終點的驛站處，提供病人身、心、靈安適的休息，在這裡，讓靈魂旅行者或獲得重新出發的能量，或獲得永遠平靜安寧的休息。

它具體的選項包括：不施行心肺復甦術，例如不施予氣管內插管、體外心臟按壓、急救藥物注射、心臟電擊、心臟人工調頻、人工呼吸等標準急救程序或其他緊急救治行為；維生醫療抉擇，即末期病人對心肺復甦術或維生醫療施行的選擇。

但末期病人並不是唯一受苦的人，家中有重症病人，周遭的親人也跟著一起受苦。我生病的過程中，照顧我的妻子也曾辛勞病倒，跟著一起住院。而在我照顧的婦癌病人當中，更是兩度遭遇照護她們的丈夫比病人先一步倒下、離開。

因此，我也要以病人的身分發聲：讓我們把眼光也看向身邊照顧我們的人。因而在神智清明的時刻，預先做好醫療自主計畫，簽署〈預立安寧緩和醫療暨維生醫療抉擇意願書〉是何等需要的一種愛的展現，不讓我們深愛的家人們在最後時刻掙扎為難。

諾貝爾醫學獎得主的安樂死啟示

身兼病人與醫師的雙重身分，我也在思考，目前醫療照護的選項，是否足以安頓每一位末期病人的身、心、靈？是否足以涵蓋、解除或至少有效減緩每一種生命樣態的痛苦？

二〇〇八年有一則外電新聞報導，一名罹患「嗅神經母細胞癌」的法國婦女施碧兒

（Chantal Sébire），因失去知覺、味覺和視力，整張臉被癌細胞侵蝕，她無法使用嗎啡也不能有效地解除疼痛，日日受盡身心煎熬。在求助尋求安樂死不可得後，自殺身亡。

我看著媒體報導中她那張扭曲變形的臉，彷彿聽見她自殺前求助法國總統時，那哀求告的聲音：「總統先生，求求您，我需要您的幫助，請讓我死吧！」

如果施碧兒的遭遇仍無法喚醒我們對生命的不同看法。那麼二〇一三年，比利時著名科學家杜維（Christian de Duve），這位因癌症研究獲頒諾貝爾醫學獎的得主，在九十五歲高齡選擇以安樂死辭世，又給了我們什麼啟示？

比利時是在荷蘭之後，全球第二個安樂死合法的國家。杜維生前曾說：「要說我不怕死，那是誇大其詞，但我不怕死後的世界。」他在住家跌倒後，衡量自己日益不堪的健康和生活品質，決定施行安樂死，最終在家人圍繞下辭世，媒體引述杜維的女兒法蘭絲瓦茲．杜維（Françoise de Duve）的話：「他是帶著笑容跟我們道別後離開。」

「美好」與「死亡」

我們當然應該尊重生命，但是我們豈能奢言尊重生命，以為滿足自己尊重生命的德行，卻忽視人的痛苦。當我們一再宣稱尊重生命時，我們到底是替對方著想的多，還是思量自己尊重生命的價值觀多些？

「安樂死」（euthanasia）一字原文是希臘文，由「美好」和「死亡」兩字所組成，也就是「好的死亡」。《韋氏字典》（Webster's Dictionary）給它的定義是「一個安寧而輕鬆的死亡」。

安樂死可以是導致死亡的「消極」（passive）或「積極」（active）作為。也就是說，人們選擇以消極地撤除醫療致死，或利用積極的行動來達到離世的目的。

二十世紀的美國外科醫學泰斗法蘭西斯・莫爾（Francis D. Moore）曾說：「協助人們離開已經不再適合居住的身體是醫學專業的責任，也是醫師工作的一部分。」

對於生命終點的討論和思辨，從安寧緩和醫療到如何善終的省思，都有助於珍惜當下，正向面對生命的價值。我期待，台灣社會能更成熟且多元去思考「善終」的意義與方式，有一天能提供不同的生命、不同的選項，讓每一個病人都能行使免於痛苦的權利、每一個靈魂都能在安靜祥和處找到安歇的處所。

現在，請你閉上眼睛安靜想想——
當最後的時刻，
你要如何說再見？

老醫師的良心門診

傳承責任

醫療絕對不是單向道，醫者的尊重、關懷，和治療本身同等重要。身為一名老醫師，在醫療的初衷裡，落實醫者最初的熱情和最根本的任務，是我最初、也最終的渴望。

我同一個教會的教友，有一天，手足無措地向我請教他太太就醫後的狀況，因為主治醫師診斷他的夫人罹患了卵巢癌，手術後卻告知「不必做化療」。他們滿腹疑惑地詢問那位醫師：「不做化療，癌細胞不會有殘留、復發的危險嗎？」卻換來一句：「相信我，聽我的就好！」

當下我很納悶，這位教友父子兩代都是醫師，有一定程度的醫療背景，怎麼會對妻子的醫療狀況如此摸不著頭緒？幾天後，我收到這名教友寄來的病歷、病理摘要，才恍然大悟，主治醫師的處置並無失當之處，卻少掉了說明和解釋，才讓病人和家人都陷入迷霧。

連一句解釋都求之不可得

教友的妻子罹患的是第二期的低度惡性卵巢癌，而化療藥物的特性在於，可以抑制癌細胞，卻對好的正常細胞不太有作用，低度惡性的癌細胞介於好細胞與癌細胞之間，一方面遠端轉移的機率很低，二方面化療藥物也沒有什麼效果。所以一般都僅需要手術治療，無須做化療；一旦復發，也同樣再動手術切除即可。

我的說明，讓教友一家七上八下的心終於放了下來。但我的心卻反而因此七上八下：為什麼這樣簡單的說明、能讓人安心的解釋，病家都求之而不可得？我們的醫療體系與教育，出了什麼問題？

我必須說，全民健保的開辦，是台灣社會重要的民生及社福制度，不僅徹底解除了因窮而病、因病而窮的悲劇，也縮短了貧富就醫的差距，甚至在帶動醫療進步上也有助益。但是，同時也衍生許多醫療亂象，讓醫療品質蒙上陰影。

無論疾病輕重緩急，帶著一張健保卡，人人都擠入大醫院看病，造就了現下「三長兩短」的就醫文化：掛號時間長，候診時間長，領藥時間長；醫師看診時間短，解釋病情更短，許多「名醫」門診常態性的超載，一個病人三、五分鐘就得解決，結果是只能快速說「結論」、沒時間和耐心解釋「為什麼」，人人都能「看得到」名醫，卻無法得到詳細的說明。

病人有權全面了解，醫師有責任完整說明

醫療絕對不是單向道，醫者的尊重、關懷，和治療本身同等重要。更何況，許多病況因著病人年齡、個人及家庭狀況，可以有不同的做法，病人有權全面了解，醫師也有責任完整說明，並做出對病人最有利的建議。

以婦女最常見的子宮肌瘤和子宮肌腺症為例，幾乎每個婦女一生都有一半機會遇上，但是否需要手術切除，因人而異。我三十多年的臨床經驗，真的需要開刀的病人是少數。卻有為數眾多的婦女，不是白白挨刀，便是被醫師看似尊重卻無助解惑的一句「要開也可以，不開也可以，看妳自己啊」而煎熬。

子宮肌瘤依其發生的位置分為肌肉層、漿膜下及黏膜下的肌瘤，一般只有發生在黏膜下的肌瘤症狀較顯著，因為子宮內層的黏膜關乎製造女性的月經，長在這裡的肌瘤，容易讓女性經血量變大、月經疼痛等不適，引發貧血、生活不便等，較需要考慮積極性的手術處置。

但多數子宮肌瘤沒有症狀，出現明顯症狀時，多半也已接近更年期的年紀，此時婦女本身的荷爾蒙分泌原本就開始不穩定，再加上肌瘤，可能經期、經血量變化大或疼痛等不適感較嚴重。即便如此，仍有許多內科藥物、荷爾蒙抑制劑等選擇能讓症狀減輕或肌瘤暫時萎縮，待婦女停經後，症狀自然會消失。

不必要的手術，也可能增加婦女骨盆腔沾黏等後遺症，較年輕就選擇開刀的婦女，還可能因此造成不孕的顧慮。

願做第二諮詢門診給建議

我們的醫療體系中，不乏刀法和技術精良的醫師，卻較少有願意把利弊得失逐一說明後，再做出適當建議的醫師。

簡單地說，開刀有適當給付，解說病情則是現實和良心事業。而社會的價值觀感，是否反而讓開刀者獲得感謝與口碑；守護病人利益避免不必要開刀或過度醫療者，較不被肯定？

我今年六十五歲，領到了第一次政府發放的敬老金，搭公車、捷運和高鐵開始享有優惠。但對於一名醫師而言，這樣的年紀正是更能大開大闔、揮灑自如的年紀。

病後復出江湖看診以來，許多跟隨我多年的老病人一一歸隊，我年紀已大，不需要當拚服務量、衝開刀數的醫師，除了把我的老病人照顧妥善，我也重新給自己定位，全心提供「第二諮詢」服務，我不怕花時間慢慢解說，也不擔心得罪後生晚輩給建議，更無須「引導」不必要的醫療圖利自己。

這是許多老醫師最終的心願。多年前，我和我的老朋友、慈濟醫院台北院區婦女中心主任祝春紅醫師談及此點，大家都有一致的想法，這並非是我們年輕時冷落病人，而是「資歷」確實影響了「諮詢」的能力與分量，就如所羅門王所說，凡事都有定期，天下萬物都有定時。耆老之年正合如此服務。

在我經歷了十二年醫學研究部主任、多年婦產部主任之後，除了從婦產科到婦癌等累積了足夠的病例與處理經驗，也參與了許多跨越科別的研究和資訊的更新，才讓今天的我，有資格完成當年的自我期許。

我有足夠的資源、自信與準備，能夠站在病人的立場，做出「如果您是我的親人，我會選擇這樣處理」的良心建議。

尊重自主原則的必要前提

過去我擔任醫院評鑑委員時，最喜歡問年輕醫師的一題是：「醫學倫理的原則為何？」多數人都能精準地答出：「尊重自主原則（the principle of respect for autonomy）、不傷害原則（the principle of non-maleficence）、利益病患原則（the principle of beneficence）及公平正義原則（the principle of justice）。」但再追問：「尊重自主原則的前提為何？」答得出來的人，則寥寥無幾。

尊重自主原則絕非「開刀不開刀由你自己決定，決定了再來告訴我」，尊重自主原則的必要前提是：病情平衡的解說，以病人理解的語言詞彙說明，不能要求病人在震驚的狀況下立即做決定，必須提出利他為主的參考建議。

我很遺憾，能夠如此落實的醫師，就像能夠完整回答出來的人一樣，或許真的有限。

擔任醫療倫理委員會執行祕書時，我曾處理過一件令我十分心痛的案子。一名頗負盛名的醫師，遭人檢舉浮濫手術，我們邀集了院內及院外的當科權威醫師，逐例檢討其三十七例手術個案，認定許多都是不需要手術的個案，最終委員會做出開除的建議。諷刺的是，該醫師離開馬偕後，在其他醫院仍是病人爭相慕名求診的「明星醫師」。馬偕的問題，出了門還是社會問題，令人惆悵。

在醫療專業資訊不對等下，病人可能連自身利益受到損害了都不自知。

在醫療的初衷裡，落實醫者的熱情和任務

「當我進入醫業時，我將會憑著我的良心和尊嚴從事我的職業，病人的健康應是我

最先考慮的……」穿上白袍的第一天，摸著胸膛誦讀的醫師誓詞，在脫下白袍之前，都不該須臾或忘。讓我學習尼布爾（Reinhold Niebuhr）的禱告詞：「求神賞賜我平靜的心，接納我無法改變的事，賜我勇氣，改變我能改變的事，並叫我有智慧，分辨二者的不同……」

四十年來，在無數病人交託相許的生命中，得以磨練出醫療的技能，嘗到窺及知識殿堂的喜悅，成就我這豐富、飽滿的一生。

穿越他人的新生與寂滅，走過自己的疾病與重生，如今我更能確認，在醫療的初衷裡，落實醫者最初的熱情和最根本的任務，是自己最初、也最終的渴望。

【落幕之前】

楊育正說再見

——罹癌更激發我的熱情，將人生往・前・移

當你們不再看見我的時候，
孩子，我卻從不曾離去。
早晨，陽光照進你的門窗，
你是否感到溫暖？
孩子，我就在你的身旁。
日落時，微風拂過樹梢，
在沙沙作響的枝葉聲中，
孩子，你可聽到風中夾雜著我的言語？
夜深時刻，當清涼的月光從門縫滲入，
那時我正躡手躡腳，
深情的凝視著你，

我的孩子，
縱然你從此不再看見我，
我卻從來不曾離去。

這是多年前我寫給女婿的一首小詩，為了安慰當時思念著母親的他。我也曾用它安慰我的病患。如今，這首詩，也要送給我自己的子女，以及生命正與死亡相望的每一位父母及病患。

我是一名婦科癌症醫師，三十年來，我曾將無數病人由癌症陰影底下挽回，也忍痛送走不少被癌症帶走的病人。我曾宣稱我用心治療我的病人，用同理心對待，教導他們要「面對疾病，繼續生活」，然而，不曾親身與死亡錯身者，所有安慰的話語都如同「隔岸觀火」。

是的，如今我了解以往自己是如此的不足，在我變成一名癌症病人之後，我深刻體會到馬丁·海德格所說，人只有跟自己的死亡相遇，真實的自我才會顯現。

二〇一二年，就在我接任台北馬偕紀念醫院院長不久之後，決定推出「one day in hospice」安寧病房一日體驗活動，寫信邀請全院的主管參加，不只在安寧病房住一晚，還要體驗「插一管」——鼻管或尿管，希望主管們親身經歷末期病人的處境，然後才能感同身受。

就在邀請信函發出去的當天，我那陣子因唾液腺阻塞不適而做的進一步檢查報告出爐：我罹患了淋巴癌。一瞬間，我立即由「體驗組」的醫師，成了「被體驗組」的患者。

在那之前，我何曾真正接近病人的真實感受？面對癌症、接受事實豈是教科書上簡單的驚嚇、否認、沮喪、接受、正向面對五個階段可全然描述。我驚嚇、討價還價、生氣、情緒低落，我對我最信仰的上帝發出質疑：為什麼是我？我一直是祢那麼忠心的僕人、我是一個好人吶！

這期間，因藥物治療讓我全身肌肉萎縮，瘦了十一公斤，並曾兩度和死亡擦肩，一次感染了肺囊蟲病、一次出現了格蘭氏陰性菌敗血症，我的妻子在病榻旁緊握著我的手，哭著說：「你就這樣要走了嗎？就這樣走了嗎？」

但上帝讓我活了下來。我調整生活作息、接受標準治療，熬了過來。

不久前，我經過高雄一處教堂，看見耶穌被釘上十字架最後說的兩句話，祂說：「我渴！」然而戲弄祂的兵丁還以海綿沾醋濕潤祂的唇，祂垂下頭之前再說：「成了！」我當下湧出熱淚，耶穌這樣沒有罪的人，都能在十字架上替眾人背負所有的苦楚；我受的苦，又算什麼？

國際知名的安寧療護推動者羅素醫師，大半生在告訴眾人「如何面對死亡」，然而，自己罹病後，卻開始宣導「用心去活」。全美最大的安侯建業會計師事務所總裁暨董事尤金．歐凱利，記錄自己腦癌末期最後時光的《追逐日光》一書中提及，面對有限的生命，把握當下還不足夠，唯有將所有的夢想與人生待辦事項「往前移」。

我慢慢領悟，上帝要我經歷癌病的旨意，是在鞭策我更積極用生命去成就該做的事、更主動向我愛的人展露心意。二〇一二年四月十七日，我在醫院大禮堂向全院同仁宣布我罹癌的病情，身為醫院領導者，不應讓健康議題成為員工私下揣杜的閒語，我在台上鼓勵著員工為這個擁有光榮歷史和特殊使命的醫院共同努力，但講台上的我，雙腳發抖著。

經過疾病的耙理，我擁有比過去更強大的熱情，更堅定、更清楚自己要擔負的責任與追尋的目標，用我這向上帝借來的生命，榮耀我的家庭，尤其是榮耀我摯愛的馬偕醫院和閃耀在馬偕院徽上的十字架。我甚至完成了醫院未來十年的計畫和財務規畫，我要將自己追逐的目標「往前移」。

很多人知道，我的父親楊金欉是前台北市長，但我們並非出身名門。祖父是鐵路局的「黑手」技工，祖母則夙興夜寐、種菜養豬補貼家用，兩老滿心盼望父親可以當醫生，光耀門楣；但父親日後成了一名工程師，沒有完成祖父母的期待，在他的書房內，常放著一具陳舊的豬槽，就是為了追思祖父母。

父親是我的典範，也是我要用生命榮耀的人。他一生奉獻給國家，曾抱病到海外赴任，失去早期治療的黃金期，六十七歲便因甲狀腺癌轉移去世，我震撼於聽到父親惆悵地說：「我還有很多事要做，怎麼就病了？」我走上醫療一途，是代替父親完成祖母的願望。父親離開之前，我及時對他說出了：「我愛你。」並承諾一生要立身行道，讓人看到我的家教來紀念他。

我四十多歲時就知道自己有B型肝炎，並患有高血壓，早早備好遺書。我的交代很簡單，我希望我的小孩所作所為也能讓上帝和他的父母都榮耀，我只會留給他們四個字：

「誠實正直」。如果我道別的那天來臨，也無須為我悲傷，我知道，我的人生十分滿足而無憾，我早已將要完成的事，往·前·移，然後飄然而去，求主引領我到一處可安歇的水邊。

當我離去　孩子　我會將我的深情
託付給最輕柔的風
綿綿密密　向著你在的方向吹送
日升　日落　月圓　月缺　歲歲　年年
直到我們相約再見的日子
我將在彩虹的另一端等候
我的孩子啊
你我將　再次同行

編按

本文為楊院長應安寧照顧基金會之邀而寫，文中展現了豁然大度的理解與關懷，啟發更多人深思並珍視——生命的真諦。

國家圖書館預行編目資料

在我離去之前：從醫師到病人，我的十字架／
楊育正著
--初版.--臺北市：寶瓶文化, 2014.12
面；公分.--(Vision；120)
ISBN 978-986-5896-93-5（平裝）

1.癌症 2.病人 3.臺灣傳記

417.8　　103022998

Vision 120

在我離去之前——從醫師到病人，我的十字架

作者／【馬偕紀念醫院院長】楊育正
採訪撰文／楊惠君

發行人／張寶琴
社長兼總編輯／朱亞君
副總編輯／張純玲
資深編輯／丁慧瑋　編輯／林婕伃・周美珊
美術主編／林慧雯
校對／丁慧瑋・陳佩伶・劉素芬・楊育正
業務經理／黃秀美
企劃專員／林歆婕
財務主任／歐素琪　業務專員／林裕翔
出版者／寶瓶文化事業股份有限公司
地址／台北市110信義區基隆路一段180號8樓
電話／(02) 27494988　傳真／(02) 27495072
郵政劃撥／19446403　寶瓶文化事業股份有限公司
印刷廠／世和印製企業有限公司
總經銷／大和書報圖書股份有限公司　電話／(02) 89902588
地址／新北市五股工業區五工五路2號　傳真／(02) 22997900
E-mail／aquarius@udngroup.com

著作完成日期／二〇一四年十月
初版一刷日期／二〇一四年十二月二日
初版十刷+日期／二〇一八年十二月二十六日

ISBN／978-986-5896-93-5
定價／三三〇元

AQUARIUS 寶瓶文化事業

愛書人卡

感謝您熱心的為我們填寫，
對您的意見，我們會認真的加以參考，
希望寶瓶文化推出的每一本書，都能得到您的肯定與永遠的支持。

系列：Vision 120　書名：在我離去之前——從醫師到病人，我的十字架

1. 姓名：＿＿＿＿＿＿＿＿　性別：□男　□女
2. 生日：＿＿年＿＿月＿＿日
3. 教育程度：□大學以上　□大學　□專科　□高中、高職　□高中職以下
4. 職業：＿＿＿＿＿＿＿
5. 聯絡地址：＿＿＿＿＿＿＿＿＿＿＿＿＿＿＿＿＿＿＿＿

   聯絡電話：＿＿＿＿＿＿＿＿　手機：＿＿＿＿＿＿＿＿
6. E-mail信箱：＿＿＿＿＿＿＿＿＿＿＿＿＿＿＿

   □同意　□不同意　免費獲得寶瓶文化叢書訊息
7. 購買日期：＿＿年＿＿月＿＿日
8. 您得知本書的管道：□報紙／雜誌　□電視／電台　□親友介紹　□逛書店　□網路　□傳單／海報　□廣告　□其他
9. 您在哪裡買到本書：□書店，店名＿＿＿＿＿　□劃撥　□現場活動　□贈書　□網路購書，網站名稱：＿＿＿＿＿＿　□其他＿＿＿＿＿
10. 對本書的建議：（請填代號　1. 滿意　2. 尚可　3. 再改進，請提供意見）

    內容：＿＿＿＿＿＿＿＿＿＿＿＿

    封面：＿＿＿＿＿＿＿＿＿＿＿＿

    編排：＿＿＿＿＿＿＿＿＿＿＿＿

    其他：＿＿＿＿＿＿＿＿＿＿＿＿

    綜合意見：＿＿＿＿＿＿＿＿＿＿＿＿＿＿＿＿＿＿＿＿＿＿＿＿
11. 希望我們未來出版哪一類的書籍：＿＿＿＿＿＿＿＿＿＿＿＿＿＿＿＿

讓文字與書寫的聲音大鳴大放

寶瓶文化事業股份有限公司

（請沿此虛線剪下）

廣 告 回 函
北區郵政管理局登記
證北台字15345號
免貼郵票

寶瓶文化事業股份有限公司 收

110台北市信義區基隆路一段180號8樓

8F,180 KEELUNG RD.,SEC.1,

TAIPEI.(110)TAIWAN R.O.C.

（請沿虛線對折後寄回，或傳真至02-27495072。謝謝）